KB125958

척추관협착증

Q&A

김석, 원유식, 방민우 지음

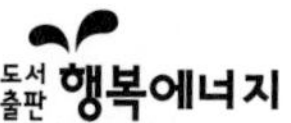

척추관 협착증 Q&A

초판 1쇄 발행 2020년 9월 1일
지 은 이 김석, 원유식, 방민우
발 행 인 권선복
편 집 권보송
디 자 인 오지영
전 자 책 서보미
사 진 린스튜디오
모 델 안혜랑
발 행 처 도서출판 행복에너지
출판등록 제315-2011-000035호
주 소 (07679) 서울특별시 강서구 화곡로 232
전 화 0505-613-6133
팩 스 0303-0799-1560
홈페이지 www.happybook.or.kr
이 메 일 ksbdata@daum.net

값 18,000원
ISBN 979-11-5602-826-0 (13510)

답답한 척추관 협착증,
이젠 정확하게 알고 치료하자!

척추관협착증

Q&A

김석 · 원유식 · 방민우 지음

마음껏 여행 다니고 싶은 당신을 위해

척추관 협착증이 뭘까? 무엇을 조심해야 할까?
진단은 어떻게 할까? 한방으로 치료하는 방법은?

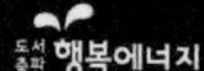
도서출판 행복에너지

목차

2장

협착증에 영향을 미치는 요소들

3장

협착증의 진단

4장

협착증의 한방치료

5장

협착증에 좋은 운동 및 관리법

서론

"아이고 원장님, 사진 찍어보니 협착증이라는데 수술하긴 싫은데 어쩌지?"

"척추관 협착증 진단 받으셨어요? 다리에 감각이 없거나 힘이 없어서 걷다가 넘어지진 않으시죠? 그럼 한의원에서 꾸준히 치료하시면 좋아지실 수 있습니다."

척추관 협착증 진단을 받고 내원하시는 환자분들과의 대화입니다. 실제로 일주일에 한두 번 정도 진료실에서 같은 이야기가 오고 갑니다. 그만큼 척추관 협착증을 진단 받으시는 분들은 많습니다만, 정확한 지식을 가지고 계시는 분들보다는 막연한 두려움이나 잘못된 정보를 가지고 계신 환자분들이 더 흔합니다.

과거에는 척추관 협착증에 대한 치료는 수술이 유일한 방법이라고 알려져 있었고, 뼈를 잘라내는 큰 수술을 받으시는 분들이 많았습니다. 최근에는 척추관 협착증으로 진단 받아도 수술을 하지 않고 꾸준히 치료를 하면 증상이 좋아질 수 있다는 사실이 알려져 있습니다만, 아직도 척추관 협착증이라는 진단을 받으면 수술하지 않으면 낫지 않는 질병이라는 두려움이 앞서는 환자분들이 많습니다.

척추관 협착증은 척추뼈 뒤쪽의 신경관이 좁아지면서 발생하는 질환으로 걸을 때 다리가 저려서 보행이 힘들거나, 통증이나 감각이 둔해지는 느낌이 오는 것이 일반적입니다. 하지만 개개인의 근력상태나 신경이 눌려있는 위치나 정도에 따라서 그 증상이 매우 다양합니다. 또한 호전되는 양상이나 시기도 환자분들에 따라 다양합니다.

척추관 협착증으로 진단받은 환자분이라고 해서 모두 수술을 필요로 하지는 않습니다. 심각하지 않거나 초기의 협착증 환자분들일수록 꾸준한 침 치료, 봉약침치료, 추나치료, 한약치료 등을 통해서 증상이 호전되고 일상으로 빠르게 복귀할 수 있습니다.

하지만 아직 수술이 아닌 한방치료를 통해서 척추관 협착증의 증상들이 호전될 수 있다는 것을 모르시거나, 척추관 협착증에 대한 관리법이나 운동법을 잘못 알고 병을 더 키우고 계시는 분들도 가끔 뵙게 됩니다.

척추관 협착증 환자분들을 진료하면서 호전이 더뎌서 포기하거나, 치료를 꾸준히 받지 않고 계속 잘못된 정보나 운동법을 믿고 치료를 중단하시는 분들을 보면서 안타까운 경우가 많았습니다. 척추관 협착증의 호전을 위해서는 바른 치료와 바른 생활관리 및 바른 운동이 꾸준하게 이루어져야 하는데 중도에 포기하시는 분들도 종종 있었습니다.

이런 환자분들을 보면서 척추관 협착증에 대한 더 자세한 정보들을 드리면 환자분들이 꾸준한 치료와 관리를 받는 데 도움이 되지 않을까 하는 고민 끝에 세 명의 한의사가 모였습니다.

서로 진료하는 공간은 다르지만 진료시간 사이사이에 틈틈이, 야간진료가 끝난 후에도 시간을 조금씩 쪼개어 쓴 원고들을 모아 하나의 책으로 만들었습니다. 전해드리고 싶은 내용들이 완전히 다 담기지는 않아 아쉽지만, 저희의 이런 조그만 노력들이 척추관 협착증으로 고생하시는 환자분들께 조금이나마 보탬이 될 수 있었으면 좋겠습니다.

2020년 7월

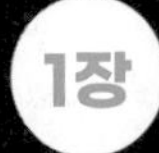

협착증의 정의와 증상

1 척추 질환은 왜 생기나요?

척추는 우리 몸의 뒤쪽에 위치하며 크게 경추, 흉추, 요추, 천골로 나눌 수 있습니다. 척추는 머리를 지탱하고 팔다리의 움직임을 자연스럽게 만들어 주는 지지대로서 작용합니다. 사람이 다른 동물들과 다르게 몸을 세우고 손을 자유롭게 사용할 수 있는 것도 척추가 인체를 안정적으로 지지해 줄 수 있기 때문입니다.

척추의 기능이 몸을 지탱하고 세우는 것뿐이라면 하나의 긴 막대기와 같은 뼈 모양이 더 좋을 것입니다. 하지만, 몸을 구부리거나 젖히고 돌리는 등의 운동을 함께할 수 있도록 척추는 여러 개의 뼈들로 구성됩니다. 각각의 척추 뼈는 작은 움직임들을 만들어 낼 수 있고, 위아래의 뼈들이 서로 보조하여 몸의 자연스러운 움직임을 만듭니다.

이렇게 척추는 안정성과 운동성의 두 가지 과제를 모두 해야 하는 구조물입니다. 따라서 척추 주변에는 많은 인대와 근육들이 있고, 뼈와 뼈 사이에는 충격을 흡수하는 디스크도 존재합니다.

척추의 다른 중요한 기능 중 하나는 뇌에서 내려와서 온몸을 지배하는 신경의 통로가 되는 것입니다. 척추 뼈 안쪽에는 신경이 지나가는 척추관이라는 구멍이 있고, 이 큰 구멍의 양 옆 틈새로는 각각의 척추 분절에서 분지하는 신경들이 빠져나오게 됩니다.

각각의 척추뼈는 척추의 몸통 뒤쪽으로 '척추관'이라는 신경이 지나는 구멍을 뼈로 감싸고 있는 구조로 되어있습니다. 척추는 이렇게 신경을 감싸 보호하면서 움직여야 하기 때문에 각각의 뼈에서는 작은 움직임만 허락됩니다. 따라서 여러 개의 뼈들이 모여서 큰 동작을 만들고, 각각의 뼈들이 모두 체중을 분산하여 받으면서 움직여야 하기 때문에 주변에는 많은 근육과 인대, 디스크가 힘을 받고 지탱하는 일을 계속하고 있습니다.

척추에 가해지는 체중은 누워서 쉴 때를 제외하고는 멈추지 않고 지속됩니다. 특히 현대인들처럼 앉아 있는 시간이 긴 경우에는 척추 주변 근육들의 피로가 쌓이기 쉽고, 척추 주변근육이 약할수록 뼈와 디스크에 가해지는 압력도 증가하게 됩니다. 따라서 척추 주변 조직들은 손상과 회복을 반복하게 되고, 이러한 손상이 회복되는 것보다 오래 지속될 경우에는 디스크나 협착증과 같이 척추에 나타나는 여러 종류의 질병들이 나타나게 됩니다.

척추의 질병은 대부분 오랜 시간에 걸쳐서 척추 뼈와 디스크 및 인대들의 손상과 회복의 반복이 쌓여서 나타나는 경우가 많습니다. 충격으로 한 번에 디스크가 터지거나, 뼈가 밀려나거나 하는 일은 흔하게 발생하지는 않습니다. 즉, 평소 생활에서의 척추 관리 및 척추 건강 상태가 척추질환의 발생을 좌우하게 되는 것입니다.

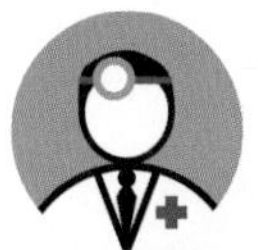

닥터's 코멘트

척추는 여러 개의 뼈가 모여 체중을 지탱하면서 움직임을 만들고, 신경을 보호합니다. 따라서 주변에는 많은 인대, 근육, 디스크가 항상 부담을 나누고 있습니다. 이런 조직들은 상당히 강하지만 오랜 시간에 걸쳐서 서서히 망가지기 때문에 꾸준히 관리를 해 주어야만 척추 질환의 예방이 가능합니다.

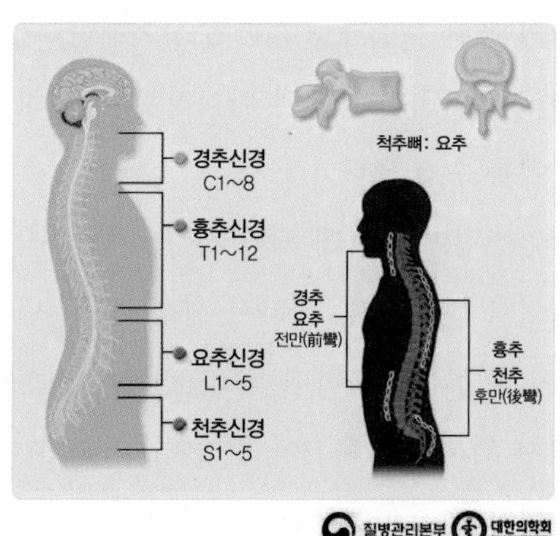

척추의 해부학적 구조

2 척추관 협착증은 어떤 병인가요?

척추관 협착증은 척추 뒤쪽의 신경 통로인 신경관이 좁아져 신경을 압박하여 다리나 허리에 통증이나 저림이 나타나는 병입니다. 척추에서 신경이 눌리는 위치에 따라서 허리나 다리의 증상이 발현되는 위치가 달라집니다. 일반적으로는 다리의 통증, 특히 걸을 때 다리의 불편감이 가장 흔한 증상이지만, 심한 경우에는 허리와 다리의 통증뿐 아니라 감각 저하나 마비까지도 이를 수 있습니다.

척추의 신경이 눌리게 되면 신경 주변의 작은 혈관들도 영향을 받습니다. 따라서 신경에 충분한 산소나 영양분이 공급되지 못하게 되고, 신경의 정상적인 기능이 점차 저하되게 되거나 염증이 발생하여 잘 낫지 않게 됩니다.

신경이 눌려 있는 상태가 오래되면 걸을 때 다리가 저리거나 힘이 빠져서 오래 걷지 못하고, 허리를 굽히고 쉬면 증상이 호전되었다가 다시 보행을 시작하면 증상이 나타나는 '간헐적 파행'이 나타나게 됩니다. 백 미터쯤 걷다가 다리의 통증이나 무력감으로 쪼그려 앉아서 쉰 후에야 다시 백 미터 정도를 걸을 수 있는 분들을 주변에서 종종 볼 수 있습니다. 이러한 증상이 척추관 협착증의 가장 흔한 증상입니다.

이렇게 교과서적으로 "걷다가 다리에 통증이나 저림이 너무 심해요."라고 내원하시는 분들도 종종 있습니다만, 척추관 협착증의 증상은 매우 가벼운 정도에서부터 마비에 이르기까지 다양합니다. "걸을 때 다리에 힘이 없다.", "발바닥에 뭐가 붙어 있는 것 같이 답답하다.", "예전과 다르게 걷는 것이 많이 힘들다."라고 강한 통증이나 저림보다는 가벼운 불편감을 먼저 호소하시면서 내원하시는 분들이 오히려 더 많습니다.

따라서 증상만으로는 척추관 협착증인지 알지 못하고 지내다가 허리나 다리의 통증으로 X-ray나 MRI를 찍어보고 나서야 척추관 협착증으로 진단받는 분들이 많습니다. 척추관 협착증은 대부분 노년층에 발생하기 때문에 영상 검사 상태만으로는 이미 진행이 많이 된 분들이나, 척추 주변의 조직들의 퇴행화가 병행된 분들이 대부분입니다.

그러나 영상 검사상의 소견과 증상이 일치하지 않는 경우도 상당히 있어서, 영상 검사상에는 아주 심한 상태인 분이 증상이 거의 없이 지내는 경우도 있고, 영상 검사상에는 그다지 심하지 않은데도 불구하고 통증이 너무 심해서 거동이 불편한 분도 있습니다. 따라서 영상 검사를 참고하여 척추관이 얼마나 좁아졌는지를 확인하고, 증상에 대한 적절한 치료를 하는 것이 가장 좋습니다.

과거에는 척추관 협착증이라고 진단받으면 뼈를 잘라내는 큰 수술을 했습니다. 좁아진 신경관의 공간을 확보하기 위해 뼈의 뒤쪽을 크게 잘라내어 공간을 확보하는 수술입니다. 그러나 이렇게 큰 수술은 오히려 주변의 근육과 인대를 더 약하게 만들어 최종적으로는 수술 전보다 삶의 질이 저하되는 경우가 많았습니다.

최근에는 과거와는 다르게 척추관 협착증이라고 해도 꼭 필요하지 않은 경우에는 수술을 하지 않고 보존적 치료를 먼저 진행합니다. 다리의 마비나 대소변의 조절장애 등의 심각한 증상이 없다면, 척추관 협착증의 증상에 대한 적절한 치료와 꾸준한 관리를 통해서 일상생활에서 큰 부담 없는 상태로 지낼 수 있습니다.

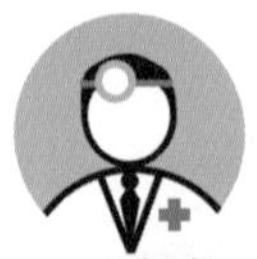

닥터's 코멘트

척추관 협착증으로 진단받았다 하더라도 무조건 수술을 하거나, 증상이 악화되어 앞으로 걷지 못하게 되는 것은 아닙니다. 너무 두려워하지 마시고, 더 나아질 수 있다는 믿음으로 꾸준한 치료와 생활에서의 꼼꼼한 관리를 한다면 반드시 좋아질 수 있습니다.

척추관 협착증이란?

척추관 협착증은 척추뼈와 주변 인대 등이 노화되어 척추관이 좁아지는 질환으로, 주변 신경을 누르기 때문에 통증이나 다리저림 증상이 나타나는 것입니다.

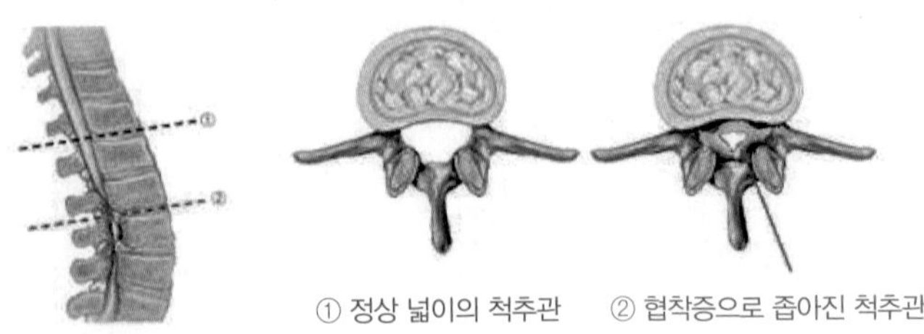

① 정상 넓이의 척추관　② 협착증으로 좁아진 척추관

3 척추관 협착증은 왜 생기나

척추 신경은 척추 뼈의 가운데를 지나가는데, 신경의 앞쪽에서는 디스크와 후종인대, 뒤쪽에서는 황색인대와 후관절에 둘러싸여 있습니다. 사람이 점차 나이가 들어감에 따라서 척추와 그 주변 조직들도 퇴행화됩니다. 디스크는 점점 수분이 없어져 뒤로 밀려나고, 후관절과 황색인대는 점점 두꺼워집니다. 이러한 상황이 오래도록 지속되면 척추관이 점점 좁아지게 되고, 척추관 중간을 지나는 신경이 눌리게 됩니다.

디스크는 안쪽의 수핵과 바깥쪽의 섬유륜으로 구성됩니다. 안쪽의 수핵은 대부분 수분으로 채워져 있어서 척추가 바로 서 있을 때 충격을 흡수하고 체중을 분산시키는 역할을 합니다. 디스크로 직접적으로 이어져 있는 혈관은 섬유륜의 바깥 1/3 정도까지밖에 없기 때문에, 안쪽의 수핵으로의 수분 공급은 압력의 차이와 삼투압에 의해서 이뤄지게 됩니다. 따라서 다른 조직들처럼 손상되면 혈액이 공급되어 바로바로 회복하지 못합니다. 디스크에 가해지는 부담을 줄이기 위해서는 누워 있어야 하는데, 사람은 몸을 세우고 활동을 해야 하기 때문에 항상 누워 있을 수는 없습니다. 따라서 디스크는 성장이 끝난 이후부터는 서서히 수분이 빠지면서 퇴행화가 됩니다. 디스크의 퇴행화가 지속되면서 디스크가 부어서 점점 뒤로 밀려나게 되고, 뒤쪽의 신경을 압박하는 요인이 됩니다.

또, 디스크의 정상적인 충격흡수 기능이 떨어지게 되면, 신경관 뒤쪽의 후관절(척추뼈와 척추뼈가 이어지는 관절)에서 받아야 하는 체중의 부담이 늘어나게 됩니다. 척추체에 비해서 후관절은 매우 작은 크기이기 때문에 후관절에 가해지는 체중이 늘어날수록 관절이 점점 비후되면서 체중 지탱을 돕게 됩니다. 이렇게 점점 커지는 후관절에 의해서 직접적으로 신경관이 좁아지는 경우도 있고, 후관절 위아래로 덧 자라난 뼈에 의해서 신경공이 눌리는 경우도 발생할 수 있습니다.

디스크의 기능 저하는 신경관 뒤쪽의 조직들의 부담을 증가시키는데, 후관절뿐 아니라 황색인대도 이런 부담을 받게 됩니다. 따라서 시간이 지날수록 황색인대도 두꺼워져서 신경관을 압박하게 됩니다. 또한 나이가 들어가면서 뼈의 밀도와 높이가 저하되면, 뒤쪽의 황색인대가 쭈그려지게 되며 앞쪽의 신경관을 좁히게 됩니다.

따라서 일차적으로 디스크의 기능저하에 의해 신경관 주변의 뼈와 관절 등의 조직들이 체중을 부담하게 되면 될수록 신경관은 좁아져 신경을 누르게 되는 것입니다.

척추관 협착증은 앞에서 살펴본 대로 노화와 퇴행에 의해서 가장 흔하게 발생합니다. 하지만 척추전방전위증으로 인해 척추체 자체가 앞으로 밀려가면서 신경관이 좁아지는 경우나, 척추 주변의 신생물 등에 의해서 발생하는 경우도 있습니다. 또, 서양인에 비해 동양인에게 흔한 경우로 선천적으로 신경관이 좁거나, 목 뒤쪽의 후종인대가 석회화되면서 목에서 신경이 눌리는 경우도 있습니다.

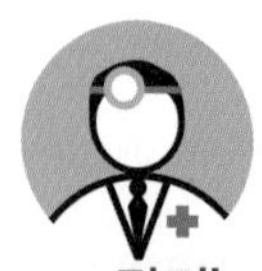

닥터's 코멘트

척추관 협착증은 앞쪽에서의 디스크의 손상이나 퇴행화 뒤쪽에서의 후관절과 황색인대의 비후의 결합에 의해 신경이 압박받고, 이 압박이 오래되거나 심해질 때 발생합니다.

4 척추의 퇴행화는 어떻게 생기나

사람이 점점 나이가 들어 가면서 얼굴에 주름살이 생기듯이, 전신 조직들의 회복이 점점 더뎌지게 됩니다. 척추 역시 이러한 과정을 똑같이 거치게 되는데, 뼈의 밀도와 높이도 줄어들고 디스크의 높이 역시 점차 줄어들게 됩니다. 유아기와 사춘기를 지나면서 키가 커지다가 성인이 되면 일정한 키를 유지하게 되며, 나이가 들면 키가 점점 줄어들게 되는 것은 이렇게 척추 뼈와 디스크의 높이가 감소하기 때문에 발생하는 것입니다.

척추의 퇴행화는 여러 가지 방면으로 나타납니다. 먼저 척추 뼈는 나이가 들어 감에 따라서 점점 밀도가 감소하면서 약해지고, 높이도 점점 낮아지게 됩니다. 인간의 뼈는 파골세포와 조골세포의 균형에 의해서 매일 조금씩 만들어지고 없어지는 과정을 반복합니다. 나이가 들면서 조골세포가 뼈를 만들어 내는 속도보다 파골세포가 뼈를 없애는 속도가 더 빨라지게 되고, 이 때문에 골다공증이 발생하기도 합니다. 여성들의 경우 폐경 이후부터는 호르몬의 변화로 인해 이런 골밀도 감소속도가 더 증가하게 됩니다.

디스크는 안쪽의 수핵과 바깥쪽의 섬유륜으로 구성되는데 안쪽의 수핵은 대부분 수분으로 척추뼈에 가해지는 체중을 흡수하고 분산하는 역할을 합니다. 낮에 사람이 활동하는 동안에 척추를 계속 세우고 있는 상태로 있으면 위아래 척추뼈가 디스크의 수핵을 계속 압박하게 되고, 이 상태가 지속되면 수핵의 수분이 점점 빠지게 됩니다. 반면 활동을 마치고 밤에 누워있으면, 수핵에 감소되었던 수분이 다시 흡수됩니다. 아침에 측정한 키와 저녁에 측정한 키가 2~3cm가량 차이가 나는 것은 이런 디스크 수핵의 수분함량 변화에 의해서 나타나는 것입니다. 척추를 세우고 있는 시간이 누워 있는 시간보다 길어지게 되면 디스크의 수분은 서서히 감소하게 되고, 디스크의 퇴행화는 이런 수핵의 수분감소로 나타나게 됩니다.

피부에 난 상처를 계속 만지거나 상처가 낫지 않고 계속 덧나면 피부가 두껍게 변하고 색이 변하는 것과 같이, 척추 주변의 인대들도 상처가 반복되면 점점 두꺼워지게 됩니다. 인대의 퇴행화도 디스크가 체중분산을 못 해서 계속 부담을 받거나, 과도한 움직임으로 인해서 인대가 미세하게 손상되고 회복되는 과정이 반복되면서 발생하게 됩니다.

나이에 따른 척추의 퇴행화는 자연스러운 노화현상입니다. 그러나 체중이 과도하거나 근육이 너무 부족하거나, 오랜 시간 동안 앉아 있거나 운전을 오래하거나 흡연, 음주 등이 과다한 경우 같은 연령대의 다른 사람들보다 척추의 퇴행화가 빨라지게 됩니다. 또한 현대인들은 대부분의 시간을 오래 앉아서 생활하는데, 앉아 있는 것은 척추와 디스크에 지속적인 압박을 유발하여 퇴행화를 가속화합니다. 특히 구부정하거나 의자 뒤로 눕듯이 기대어서 앉는 등의 나쁜 자세들은 더욱 빠른 척추의 퇴행화를 유발하게 됩니다.

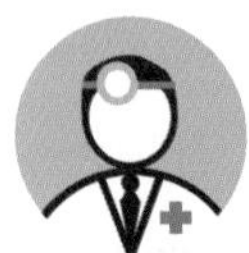

닥터's 코멘트

척추의 퇴행화는 대부분 노화에 의해 나타나는 자연스러운 과정입니다. 그러나 최근에는 퇴행화의 속도가 점점 올라가는데 나쁜 자세, 운동 부족, 과도하게 오래 앉는 습관 등에 의해서 악화되기 때문입니다. 따라서 평소 좋은 자세와 적절한 운동이 젊은 척추의 유지를 위해서는 필수적입니다.

5 척추관 협착증은 주로 어디에 생기나

척추는 각각의 뼈가 체중을 잘 분산하여 지탱하도록 만들어져 있습니다. 하지만 각 뼈에 가해지는 압력은 다른데, 체중의 대부분은 요추의 아랫 부분에서 받아서 천골과 양쪽 골반 뼈로 분산시키게 됩니다. 따라서 5개의 요추 뼈 중 4번째와 5번째 뼈가 가장 크고 두꺼우며, 디스크도 가장 두꺼운 형태를 보입니다. 또 체중의 지지와 분산을 위해 강한 인대들이 보조하는데, 장요인대라는 인대는 요추 4번 뼈와 5번 뼈에서 골반 뼈까지 이어져서 체중을 잘 지탱하도록 해 줍니다.

움직임이 많은 경추에서는 뼈의 크기가 작아서 좌우로 돌리거나 위아래로 젖히는 등의 운동을 쉽게 해 줍니다. 흉추에서는 늑골이 붙어 있어 흉곽을 이루고 호흡활동을 보조해야 하기 때문에 경추보다는 움직임이 작습니다. 요추는 체중 부하가 점점 더 커지는 부위이기 때문에, 뼈 자체의 크기도 경추나 흉추보다 훨씬 크며, 뒤쪽의 후관절의 각도도 변화해 굽히거나 숙이는 운동을 주로 할 수 있도록 세로로 위아래 관절이 만나게 됩니다. 아래쪽의 요추로 내려올수록 주변의 근육은 점점 더 크고 두꺼워집니다.

크고 두꺼운 근육으로 둘러싸여 있고 뼈와 디스크의 크기도 다른 척추 뼈에 비해서 크지만, 요추 자체에 걸리는 하중이 워낙 크기 때문에 디스크나 척추의 손상과 퇴행화도 하부요추에 잘 발생합니다[1]. 척추관협착증 역시 대부분의 경우에서는 체중의 부하를 많이 받으면서 움직임도 가장 많이 이루어지는[2] 하부 요

1) 척추학, 대한척추신경외과학회, 2008

2) 김동수 외, 정상 한국인의 요추부 각 분절의 형태 및 운동범위, 대한정형외과학회지 43(5), 2008

추부위에서 발생하게 됩니다. "요추 4번 5번 사이에 협착증이 있다.", "허리뼈 제일 마지막 마디가 좁아졌다."라는 이야기들을 흔하게 들으실 수 있는데, 하부요추의 이 두 개의 뼈와 디스크가 그만큼 많은 일을 하고 다른 부위들보다 더 손상을 입기 쉽기 때문입니다.

그러나 개개인의 척추의 만곡상태, 디스크의 상태, 척추 주변 근력상태, 생활 습관 등 다양한 요소에 의해서 발생하는 위치가 달라질 수 있습니다. 척추전방전위증처럼 척추 자체가 밀려나있는 경우에는 전방변위된 부위에 협착이 발생할 수도 있습니다. 척추의 곡선이 많이 무너져서 일자허리가 되어 있는 경우에는 상부요추인 1번, 2번까지도 협착이 발생하는 경우도 있습니다. 또, 근육이 좋거나 평소 척추관리가 잘 되신 분들은 연세가 많으셔도 한 부위에만 협착이 발생하고 다른 척추는 상당히 정상인 경우도 있고, 근육이 너무 없거나 퇴행화가 과도하게 진행된 경우에는 요추 전체에서 협착증이 발견될 수도 있습니다.

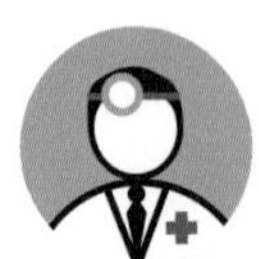

닥터's 코멘트

척추관협착증은 대부분 요추 3번–4번, 요추 4번–5번, 요추 5번–천추 1번 사이에서 발생하며, 신경이 눌리는 부위에 따라서 다리로 내려오는 증상이 다리 옆쪽–엄지 발가락, 다리 뒤쪽–발바닥 등으로 달라질 수 있습니다.

6 협착증은 어떤 사람에게 생기나

척추관 협착증이 특별히 잘 생기는 체질이 있는 것은 아닙니다. 척추관 협착증은 척추와 디스크의 퇴행화에 의해 발생하므로 퇴행화가 더 빨리 나타나는 경우에 발병이 쉽게 됩니다. 즉 척추의 퇴행화를 가속화시키는 디스크의 손상 정도, 척추 주변 근육부족, 나쁜 생활환경 등에 의해서 발생이 좌우된다고 볼 수 있습니다.

일반적으로 척추관 협착증은 60대 이후의 고령자에게 주로 발생하며, 근력이 상대적으로 부족하고 폐경 이후 호르몬 변화로 인해 뼈가 더 약해지는 여성에게 발병이 더 흔합니다.

직업에 의해서 좌우되는 경우는 오래 앉아서 생활하여 척추의 부담을 더 주는 분들에게 발생이 쉽습니다. 또 무거운 물건을 자주 들거나, 허리를 자주 굽히고 펴는 동작을 반복하는 직업을 가진 분들에게도 발병이 잘 됩니다. 직업적으로 운전을 하시거나, 자동차에 앉아서 진동을 받는 시간이 긴 경우에도 척추의 퇴행화가 가속화되어 척추관 협착증의 발병이 흔하게 됩니다.

평소 운동이 부족하여 척추 주변의 근육들이 많이 없거나[3], 복부나 허리의 큰 수술로 인해 근육 손상이 있는 경우, 고관절이나 무릎, 발목 등의 하지의 통증이 있거나 수술 이후 가동성 저하로 인해 허리와 골반에 부담이 증가되어 있는 경우에도 정상인에 비해 척추관 협착증의 발병이 흔합니다.

생활 습관에 의해서 좌우되는 경우는 자세가 좋지 않아 일자목이나 일자허리가 되어 있는 경우, 비만으

---

3) 김민철, 척추관 협착증 환자의 보행능력과 요추 주변 근육 단면적의 상관관계 연구, 한방재활의학과학회지 26(3), 2016

로 인해 체중이 과도하게 증가되어 있는 경우 또는 과도한 굶는 다이어트로 인해 지방에 비해 근육량이 부족한 경우 역시 마찬가지로 척추의 퇴행화를 가속화시키게 됩니다.

음주나 흡연도 협착증의 발병에 영향을 미치게 되는데, 과도한 음주는 체내에서 발생하는 염증을 지속시키며 조직의 회복을 더디게 하기 때문에 좋지 않습니다. 흡연은 디스크의 퇴행화에 상당한 영향을 주는데, 흡연이 말초의 혈액순환을 막기 때문입니다. 디스크의 수핵은 직접적으로 영양을 공급받지 못하고, 주변의 작은 혈관들로부터 수분을 보충받아야 하는데, 흡연이 지속될수록 말초의 혈관에서 수분을 공급받지 못하게 되므로 디스크 수핵 내부의 수분이 줄어들어 퇴행화가 가속됩니다.

흔하지는 않지만 선천적으로 척추관이 좁은 경우도 있습니다. 이러한 경우 젊은 연령임에도 불구하고 척추관 협착증이 나타날 수 있습니다. 또 서양인보다는 동양인에게 더 흔하게 발견되는 후종인대골화증OPLL이라는 질환도 있는데, 이는 요추보다는 경추 특히 상부경추에서 후종인대에 석회가 쌓이고 후종인대가 단단해져서 신경을 압박하는 질환입니다. 심한 경우 수술이 필요한 질환이며 목에서 나타나는 신경압박과 협착을 발생시킵니다.

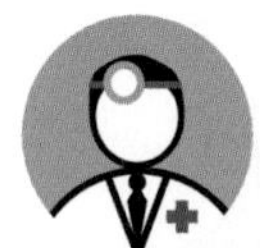

닥터's 코멘트

척추관 협착증은 고령자에게 주로 발생하지만, 퇴행화가 더 빨리 발생하는 요소들에 의해 악화됩니다. 즉, 운동 부족으로 인한 근력 저하나 척추가 약한 경우, 나쁜 자세, 비만, 흡연, 음주 등의 생활이 좋지 않은 경우에 악화됩니다.

7 협착증을 악화시키는 자세는?

척추관 협착증은 척추 뒤쪽의 신경관이 좁아지고 신경이 눌려서 나타나는 질환이므로, 신경관을 좁게 만드는 자세가 협착증을 악화시킵니다. 즉, 허리를 젖혀서 뒤쪽 공간을 좁히거나, 디스크의 압박력을 늘리거나, 후관절과 인대의 자극을 더 늘리는 자세에서 척추관 협착증이 악화됩니다.

척추관 협착증으로 신경이 눌려서 걸음을 걸을 때 다리가 저리거나 힘이 없어지는 간헐적 파행이 발생하는 경우에는 허리를 굽히거나 쪼그려 앉는 자세를 취하면 일시적으로 다리의 불편감이 줄어들어 편해지게 됩니다. 굽히는 동작으로 인해 척추관의 좁아진 공간이 일시적으로 약간 더 넓어질 수 있기 때문입니다.

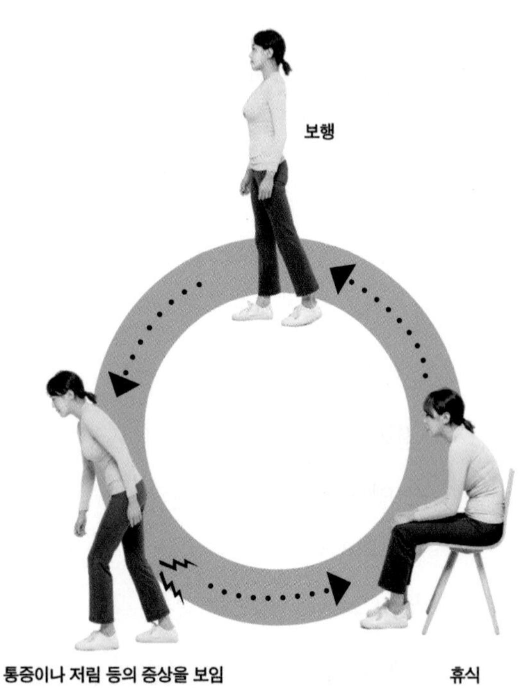

반면 신경관을 좁게 만드는 허리를 뒤로 젖히는 동작이나 계단을 내려오는 자세 등은 다리의 저림이나 무력감을 심화시킵니다. 또한 너무 푹신한 매트릭스나 침대, 허리를 과하게 뒤로 젖히는 운동이나 체조,

맥켄지 운동(허리 신전운동)을 과하게 할 경우 다리의 통증이 더 심하게 나타날 수 있습니다.

많은 경우에서 굽히는 자세가 일시적인 편안함을 주기 때문에 많은 협착증 환자분들은 굽히는 동작을 생활화하거나, 굴곡운동을 부지런히 하게 됩니다.

그러나 이렇게 굽히는 동작을 지속할 경우에는 앞쪽에서의 디스크가 뒤로 밀려나는 힘이 더 강해지고, 척추의 정상 전만이 무너지는 상태가 되기 때문에 오히려 후관절과 인대의 피로도가 더 높아지게 됩니다. 이런 상황이 지속되면 척추관 협착증을 유발한 근본적인 원인 – 디스크의 퇴행 및 팽륜, 후관절의 비대, 황색인대의 비후 – 들을 장기적으로 더 악화시킬 수 있습니다. 때문에 쪼그려 앉거나, 굴곡운동을 너무 과하게 하거나, 지속적으로 굽히는 동작을 하는 것은 척추관 협착증에 장기적으로 더 악영향을 끼칩니다.

직접적으로 무거운 물건을 많이 들거나, 허리를 자주 굽혔다 펴는 경우, 허리를 숙인 상태로 오래 일을 하는 경우에도 척추에 가해지는 부담이 커지게 되는데 이런 직업을 가지신 분들은 척추관의 협착이 일어나기 쉽습니다. 따라서 평소 허리를 자주 펴거나, 업무 중간에 쉬는 시간을 반드시 가져야 척추를 튼튼하게 오래 사용할 수 있습니다.

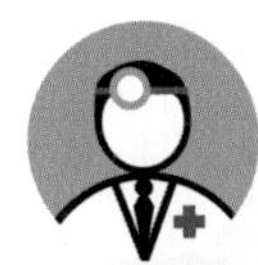

닥터's 코멘트

척추관 협착증의 간헐적 파행은 신경관이 좁아져서 발생하기 때문에 일시적으로는 굽히는 자세로 편해질 수 있습니다. 다만 이렇게 굽히고 있는 것이 습관화될 경우 척추 뒤쪽의 근육이 지속적으로 부담을 받게 되어 장기적으로는 더 좋지 않습니다. 업무 중에는 30분에 5분이나 한 시간에 10분 정도로 자세를 편안하게 하여 휴식을 해주어야 하고, 허리를 펴고 걷는 연습을 같이 해 주시는 것이 좋습니다.

8 협착증의 저림은 어떻게 나타나는가

척추관 협착증에서 다리의 저림은 신경인성 파행으로도 불리는데, 이는 다리의 저림을 유발하는 원인이 신경의 압박이 아니라, 혈관의 압박으로 인해 혈액순환이 되지 않아 나타나는 '혈관인성 파행'과 구분하기 위해서입니다.

혈관인성 파행의 경우 다리 앞쪽으로 내려오는 동맥이 막혀서 혈액순환이 되지 않는 것으로, 다리를 굽히고 있거나 동맥이 막히는 특정 자세가 될 경우 다리의 색이 변하고 통증이 나타납니다. 신경인성 파행은 허리를 뒤로 젖히거나, 걷는 것으로 악화되고, 허리를 굽히는 동작으로 통증이 줄어들게 됩니다.

기본적으로 신경은 화학적 신호와 전기적 신호를 보내면서 인체의 각 부위를 지배합니다. 신경이 정상적으로 기능을 발휘할 때에는 특별한 자극이 없다면 아무런 통증이나 감각의 이상이 나타나지 않아야 합니다. 또한 신경 주변의 염증이나 문제가 발생해도 신경 주변의 혈관들로부터 산소와 영양을 받아서 잘 처리할 수 있습니다.

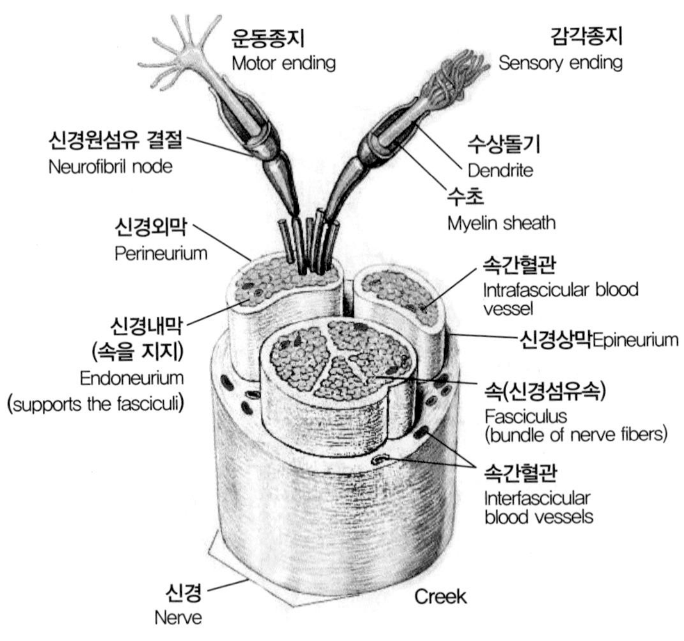

신경의 구조

그러나 척추관 안이 좁아져 신경이 눌리면 신경뿐만 아니라 신경 주변의 혈관들도 영향을 받게 되어 신경으로 전달되는 영양이 부족하게 되고, 장기적으로 이러한 상황이 지속되면 신경세포가 죽게 되어 정상 감각이 아닌 이물감이나, 전기가 통하는 느낌, 힘이 없는 느낌 등이 나타나게 됩니다.

디스크 수핵 탈출증처럼 척추 신경 주변의 염증이 심해지는 경우에서는 다리의 저림이나 통증이 나타나게 되는데, 염증의 정도에 따라서 저림과 통증의 강도가 달라집니다. 디스크의 통증이 심한 초기에서는 누가 칼로 다리를 찌르는 것 같다고 호소하시는 환자분들도 있습니다.

척추관 협착증에서의 저린 증상도 이와 비슷하게 칼로 도려내는 통증, 송곳이나 바늘로 찌르는 통증으로 저림보다는 통증의 양상으로 호소하시는 분들도 있습니다. 하지만 대부분 이렇게 강한 통증보다는 "전기가 통하는 것 같다", "걸을 때 바닥에 뭐가 붙어 있는 것 같다", "뭔가 불편하고 힘이 조금 부족한 것 같다", "걷다가 자꾸 넘어진다."라고 말씀하시면서 병원에 내원하십니다. 즉, 강한 통증보다는 다리나 발의 감각이 약간 둔하거나, 전기가 통하는 느낌으로 선행되는 경우가 많으므로, 평소보다 걷는 것이 조금 불편해진다면 검사와 치료를 해 보시는 것이 좋습니다.

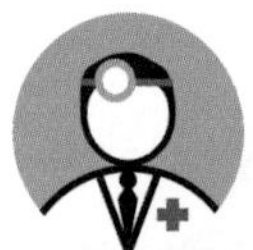

닥터's 코멘트

척추관 협착증에서 발생하는 저림은 혈액순환이 되지 않아 저리는 것과는 조금 다릅니다. 척추관 협착증 환자분들은 보통 다리 쪽의 혈액순환이 잘 되지 않고 근육이 굳어 있는 상태가 많기 때문에 쥐가 나는 것과 혼동하시는 일이 많지만, 신경의 눌림으로 인한 다리 증상은 허리를 젖히거나 걸을 때 심해지게 됩니다.

9 저리는 것과 마비가 같이 나타나는가

척추관 협착증은 척추 뒤쪽의 신경이 눌리는 위치에 따라서 그 증상이 다르게 나타납니다. 척추 신경은 각 척추 높이에서 양쪽으로 분지하여 나오게 되는데, 각각의 신경에 따라서 지배하는 근육과 피부의 위치가 다릅니다. 이러한 신경의 지배 분포를 나타내는 것이 바로 '더마톰dermatome'이라고 하는 것인데, 완전히 그림과 일치하여서 "어느 신경에는 딱 여기까지!"라고 정확히 나눠지는 것은 아니지만, 증상의 위치로 피해를 받은 신경의 위치를 추측할 수 있습니다.

가장 흔하게 협착증이 나타나는 부위인 요추 4번-5번 사이에서 신경의 압박이 발생하면 요추 5번의 신경근이 압박됩니다. 이때는 엉덩이에서 허벅지, 종아리 옆쪽을 거쳐서 엄지발가락까지 이어지는 통증이나 감각의 저하가 한쪽이나 양쪽으로 나타나게 됩니다. 다음으로 흔한 부위인 요추 5번과 천골 사이에서 제 1 천골신경이 압박되면 엉덩이, 허벅지, 종아리 뒤쪽을 거쳐서 새끼발가락까지 증상이 나타나게 됩니다.

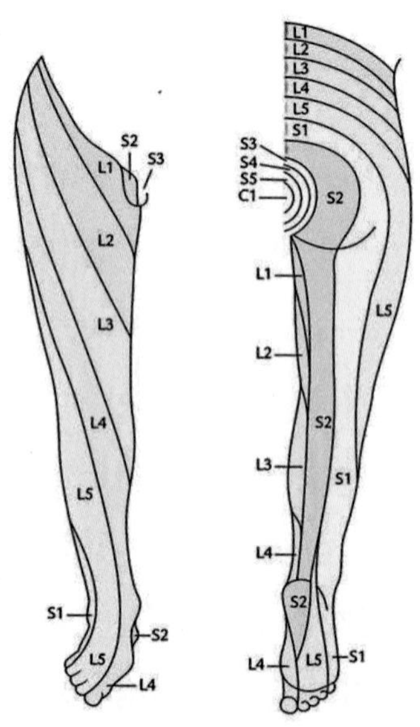

더마톰, 신경의 피부지배 분포

물론 환자분에 따라서 종아리에만 증상이 심하거나, 허벅지에만 증상이 심하거나 하는 등의 다양한 양상이 나타납니다만, 대부분은 손상되는 신경이 있는 위치에 따라서 저리거나 통증이 나타나게 됩니다.

저리는 증상이 다양하게 나타나는 것처럼, 마비감도 환자분에 따라서 다양하게 나타납니다. 발가락 끝에만 힘이 없는 분도 있고, 발바닥에 뭔가 붙어 있는 느낌이라고 말씀하시는 분도 있습니다. 또, 실제로 근력이 떨어지지는 않지만 무력감만을 강하게 느끼는 분들도 있습니다.

척추관 협착증에서의 증상은 저리기만 하거나, 마비감만을 느끼는 분들도 있고 두 가지를 동시에 느끼는 분도 있습니다. 다리의 저림과 마비는 신경의 압박이라는 하나의 원인에 의해서 나타나지만, 신경이 눌려 있는 정도와 눌려진 기간에 따라서 다양한 양상으로 나타납니다. 또 어떤 경우에는 MRI검사상 협착이 심하지만, 아무런 증상이 없는 분들도 있습니다.

즉, 협착증으로 진단을 받았다 하더라도 신경이 눌리는 위치가 아주 나쁘지 않거나, 근력이 충분하거나, 척추의 관리가 잘 되는 분들의 경우에는 불편감을 많이 줄인 상태로 생활하는 것이 가능합니다.

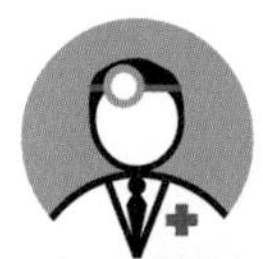

닥터's 코멘트

척추관 협착증의 증상은 다양한 형태로 나타납니다. 하지만 대부분 신경지배영역에 따른 증상이 나타나게 되므로, 다리의 옆쪽이냐, 뒤쪽이냐의 차이에 따라서 신경이 눌려 있는 부위를 감별할 수 있습니다.

저림이나 마비감은 같이 나타날 수도 있지만, 다양한 형태로 나타나기 때문에 척추관 협착증을 초기에 진단하는 것이 쉽지 않습니다.

10 협착증과 디스크의 증상 차이는 무엇인가

척추관 협착증과 추간판 탈출증은 척추에서 가장 흔하게 나타나는 질환입니다. 두 가지 질환은 기본적으로 척추의 디스크가 망가져서 시작되는 질환이고, 다리 쪽으로 방사통이나 마비가 나타날 수 있다는 점에서는 공통점이 있습니다만, 발병의 시기나 기전에 차이가 있습니다.

추간판 탈출증은 일반적으로 '디스크'라고 불리는 질병으로, 척추 뼈와 척추 뼈 사이의 디스크라는 조직의 변화에 의해서 신경이 자극받아 나타나는 증상입니다. 디스크는 디스크의 손상 및 형태에 따라서 추간판 탈출증이나 퇴행성 디스크(디스크 변성증) 등으로 분류되기도 하고, 40-50대 이하의 비교적 젊은 분들에게 발생하게 됩니다.

디스크의 수핵이 섬유륜을 뚫고 나와서 수핵 탈출이 되는 경우에는 급격한 염증으로 인해 해당 신경이 지배하는 부위에 강한 통증을 유발하고, 수핵이 신경을 심하게 눌러 버리는 더 심한 상황에서는 다리의 마비 또는 항문 주변의 감각이상이나 대소변의 장애를 급격하게 만들기도 합니다. 수핵이 탈출되지 않는 상황에서 디스크가 부어서 신경을 눌러 염증을 유발할 때도 있습니다. 이때도 신경의 자극위치에 따라서 다리의 통증과 저림 등을 유발하게 됩니다.

추간판 탈출증은 그 증상이 비교적 강하게 나타나는 반면 치료기간은 3-6개월 정도로 짧습니다. 수핵이 터져나와 있는 경우라 하더라도 디스크의 자극을 줄이고 생활습관을 바로잡으면서 치료를 지속하면 몸의 면역반응에 의해서 터져나와 있는 수핵의 크기가 줄어 있는 모습을 자주 확인할 수 있습니다.

또, 디스크의 탈출이나 팽륜이 심하지 않은 경우에는 디스크의 손상이 남아 있는 상태에서도 증상이 없어질 수도 있습니다. 척추관 뒤쪽의 황색인대나 후관절이 비후되어서 공간 자체가 좁아지지는 않았기 때문에, 신경이 압박을 피할 수 있기 때문입니다.

반면 척추관 협착증은 5-10년 이상의 오랜 시간에 걸쳐서 후관절과 황색인대 자체도 비후되어 공간이 좁아지므로 추간판 탈출증처럼 급격하게 증상이 나타나지 않고 서서히 증상이 나타나는 경우가 많습니다. 또한 추간판 탈출증은 허리를 굽히는 자세를 할 경우 디스크의 수핵이 뒤쪽으로 압박을 받아 증상이 더 악화될 가능성이 높은 반면, 척추관 협착증에서 간헐적 파행이 나타날 경우에는 허리를 굽히면 일시적으로 편해질 수 있습니다.

척추관 협착증은 60대 이상의 노년층에서 발생하게 되며, 치료의 기간도 6개월-1년이 넘어가도록 길어집니다. 이미 척추 주변 조직의 퇴행화가 진행되어 있고, 근력도 약한 분들이 많기 때문입니다. 다만 척추관 협착증에서는 추간판 탈출증에서 나타나는 급격한 하지마비나 마미증후군이 나타날 가능성은 높지 않습니다. 서서히 공간이 좁아지는 만큼 증상 역시 서서히 나타나기 때문입니다.

추간판 탈출증이 아주 심한 경우에 신경관이 많이 좁아지면, 척추관 협착증으로 진단을 받을 수도 있습니다. 그러나 이렇게 진단되는 척추관 협착증은 추간판의 손상이 호전되고 나서 증상이 함께 사라지기 때문에 일반적인 척추관 협착증과는 다르게 증상이 조금 더 빨리 좋아질 수 있습니다.

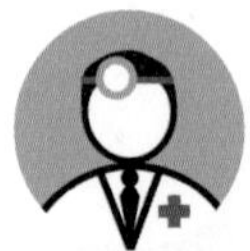

닥터's 코멘트

추간판 탈출증(디스크) = 급격한 발병, 강한 허리와 다리의 통증, 비교적 빠른 회복

척추관 협착증 = 서서히 발병, 은은하고 지속적인 다리의 저림이나 마비감, 느린 회복

11 저는 통증이 거의 없는데 협착이라고 합니다

척추관 협착증의 진단은 MRI로 확진하게 됩니다. X-ray로는 뼈의 퇴행화나 뼈 사이의 공간, 추간공의 좁아짐 등은 확인이 가능하지만 인대나 디스크의 정확한 상태를 파악하기는 힘들기 때문입니다. 따라서 MRI영상에서 신경관의 좁아진 정도를 보고 협착증을 진단하는 것이 가장 정확합니다.

그러나 MRI검사에서 신경관이 좁아져 있는 상태라고 하더라도 증상이 없이 지내는 분들도 있습니다.[4)]척추 주변의 근육이 강하거나, 신경관을 더 좁게 악화

4) Bodes SB, Abnormal magnetic resonance scans of the lumbar spine in asymptomatic subjects, J Bond Joint Surg 72-A, 1990

시키는 생활 습관이 별로 없는 경우 증상이 심하게 나타나지 않을 수 있습니다. 또한 초기의 협착증에서도 다리나 허리의 통증이 심하지 않을 수 있습니다.

교과서적으로는 신경이 눌리는 부위에 따라서 다리의 통증이나 저린 증상이 나타나야 하지만, 실제로는 통증이나 저림은 거의 없는 분들도 있습니다. 단지 다리에 힘이 조금 없는 느낌이나 발바닥의 이물감 등을 주소증으로 내원하시는 분들이 더 많습니다.

만약 척추관이 협착되어 있음에도 불구하고 간헐적 파행이나 다리의 저림, 통증 등이 없으신 분들은 초기에 발견을 잘하신 케이스라고 생각하시고, 꾸준히 척추의 관리와 생활 관리를 해 주시는 것이 좋습니다. 구조적으로 많이 좁아져 있는 경우라면 어떤 상황에서도 증상이 더 심하게 나타날 수 있기 때문입니다.

최근에 진료실에서 가장 잘 만날 수 있는 케이스는 X-ray 검사만을 했는데 협착증으로 진단받았다고 말씀하시는 분들입니다. 이렇게 말씀하시는 분들 중 몇

몇은 실제로 협착증은 아닌데도 본인이 협착증으로 인지하고 계십니다.

엑스레이 검사에서는 뼈의 모양과 퇴행화 정도, 뼈와 뼈 사이의 간격 등을 파악할 수 있는데, 허리에서의 뼈와 뼈 사이의 공간에는 디스크가 있습니다. 디스크는 연부조직이기 때문에 X-ray 검사에서는 나타나지 않지만 디스크가 있어야 하는 부위의 공간은 나타납니다. 요추에서의 디스크 공간은 아래쪽으로 갈수록 넓어져야 합니다. 만약 아래쪽으로 갈수록 디스크의 공간이 좁아지거나, 위쪽의 뼈 사이 공간과 거의 같을 때는 디스크 수핵의 수분이 빠져 있는 퇴행화 상태로 볼 수 있습니다. 이런 경우에는 MRI검사를 통해서 디스크의 상태를 정확하게 파악할 수 있는데, 엑스레이 검사상 사이가 좁아진 디스크 공간이 보이면 대부분 MRI검사에서도 문제를 보입니다.

X-ray검사에서 사이가 좁아진 것을 “척추 사이가 좁아졌다”라고 설명을 듣게 되는데 이것을 오해해

서 “나는 협착증이다”라고 하시는 분들이 상당히 많습니다. 또는 이것을 가지고 척추간間 협착이라고 하시는 분들도 있는데, 실제로 척추간 협착이라는 말은 질병을 이야기하는 의학용어가 아니고, 단순히 엑스레이에서 위아래 뼈 사이 공간이 좁아졌다는 정보만으로 척추관 협착증으로 진단하기는 어렵습니다.

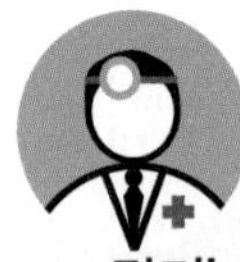

닥터's 코멘트

증상이 없는데 MRI와 같은 영상검사에서 척추관 협착이 발견될 수도 있습니다.
이럴 때에는 증상이 없을 때부터 꾸준한 치료와 관리를 하면 더 이상의 악화를 방지하고, 건강한 척추를 유지할 수 있습니다.

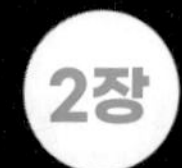

협착증에 영향을 미치는 요소들

1 비만은 협착증에 영향을 미치나요?

현대인에게 비만으로 인한 문제는 계속 증가하고 있는 추세입니다. 비만으로 인한 질병은 고지혈증, 지방간, 당뇨병, 고혈압 등의 내과적인 문제는 물론이고 성 조숙중이나 각종 면역질환 등의 광범위한 영역에 걸쳐서 나타나며, 이런 환자분들은 점점 증가하고 있습니다.

근골격계 질환에도 비만은 영향을 미칩니다. 일단 비만은 전신의 염증상태를 지속시키기 때문에 모든 질환에 있어서 회복 속도를 늦춥니다. 따라서 비만인 환자분들은 척추질환이 발생할 경우에도 정상 체중인 분들에 비해서 회복이 더딜 수밖에 없습니다. 디스크의 손상이 있는 경우에도 척추 안쪽으로 향하는 혈류량 자체가 적어 회복이 더딘데, 여기에 비만으로 인한 전신의 염증상태가 심해질 경우 더욱 악영향을 미칩니다.

체중이 증가되어 있을 경우 관절과 척추에 가해지는 부담이 더욱 커지게 되고, 디스크에도 가해지는 압박력이 늘어나기 때문에 척추와 디스크의 퇴행화를 가속화시킵니다. 비만으로 인해 배가 앞으로 나오게 되는 체형이 될수록 요추에 신전력이 가해지고, 이는 척추관을 더 좁게 만들기 때문에 척추관에서 신경이 더 압박받게 됩니다.

기존에는 비만으로 체중이 늘어나면 이를 지탱하기 위해서 뼈는 더 강해져야만 하기 때문에 골밀도가 증가한다고 알려져 있었습니다. 그런데 최근의 연구에 따르면 허리둘레 90cm 이상인 복부비만 남성은 체중부하 보호 효과가 없는 요추 부위 골밀도가 감소할 위험이 1.61배로 높다고 합니다.[1)]즉, 비만으로 인해 복

1) 김민희, Abdominal Obesity is Associated With Lower Bone Mineral Density in Non-Weight-Bearing Site in Korean Men, American Journal of Men's Health, 2018

부 비만이 증가할 경우 오히려 허리뼈는 더 약해질 수 있습니다.

반면 다이어트를 하기 위해 과도하게 식사량을 줄이는 경우에는 전체적인 체중뿐 아니라 허리 주변의 근육들도 감소할 수 있어 더 위험합니다. 추간판 탈출증이나 척추관 협착증 환자분들은 신경증상이 나타나지 않는 범위 내에서 꾸준히 걷는 운동을 통해서 허리의 근력을 유지하거나 키워야 하는데, 과도한 굶는 다이어트는 이를 방해하여 증상을 더 악화시킬 수 있습니다. 따라서 다이어트를 할 경우 케토제닉 다이어트[2)]와 같이 당질을 제한하여 장기적으로 지방만을 줄일 수 있는 방법을 선택해야 하고, 단기적으로 급격하게 감량하기보다는 장기적으로 체중을 조절하면서 운동을 병행해야만 척추의 건강을 유지할 수 있습니다.

2) 방민우, 당질 조절 프로젝트, 2019

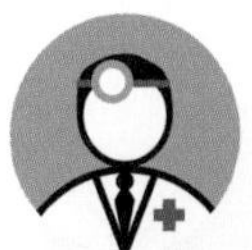

닥터's 코멘트

비만은 여러 가지 측면에서 현대인에게 문제를 유발합니다.

척추 질환도 예외는 아닙니다. 따라서 평소 건강한 다이어트를 통해서 체중관리를 해 주시는 것이 장기적인 척추 건강을 위해서 좋습니다.

2 음주는 협착증에 영향을 미치나요?

한국은 OECD가입 선진국 중 음주소비가 항상 상위권에 랭크되어 있습니다. 그만큼 한국사회는 음주에 대한 관용이 높고, 음주의 횟수나 술 소비량이 많은 편입니다. 사회생활을 하다 보면 회식자리도 많고, 과음하게 되는 날도 많습니다. 적당량의 음주는 전신의 혈액순환에 도움을 줄 수도 있습니다만, 과음이나 너무 잦은 음주는 전신에 악영향을 미치기 때문에 좋지 않습니다.

척추관 협착증 환자분들의 경우 특히 고령자가 많기 때문에 몸의 해독능력이 떨어져 있는 경우가 대부분입니다. 이런 상황에서 음주를 하게 될 경우 알콜을 분해하기 위해 소모되는 영양분과 에너지가 증가하게 되고, 피부와 말초의 혈류를 나쁘게 할 가능성이 높습니다. 척추 심부의 근육들과 디스크에는 원래 혈류량 자체가 매우 풍부하지는 않기 때문에 혈류순환이 떨어질 경우 염증이 지속되거나 질병이 잘 낫지 않게 됩니다.

음주를 즐기시는 분들은 복부비만으로 진행될 가능성이 높고, 복부비만 특히 내장지방이 증가되어 있는 상황에는 몸 안쪽의 염증이 잘 제거되지 않습니다. 척추관 협착증에서도 다리의 통증은 염증이 심해지면 더 악화되기 때문에, 음주량이 많은 분들은 다리와 허리의 통증이 낫지 않고 지속됩니다.

또 대부분의 음주환경은 오랫동안 좋지 않은 자세로 오래 앉게 하는 경향이 많아 척추에 부담을 많이 주게 됩니다. 오래 앉아 있는 상태에서 술이나 안주가 과량으로 들어오게 되면 복압이 증가하게 되는데, 이렇게 증가된 복압은 척추에도 부담을 주기 때문에 척추 주변 조직은 더 회복이 어렵게 됩니다.

야간의 통증이 심해서 주무시기 전에 꼭 한두 잔의

술이 필요하다고 하시는 분들도 있습니다. 취침 전의 음주는 알콜의 섭취로 인한 진통효과가 있기는 하지만 이는 일시적인 현상이고 장기적으로는 몸의 염증 상태를 악화시키므로 좋지 않습니다. 또, 습관성 알콜 의존증을 유발하게 되어 알콜 없이는 입면이 힘든 상황을 만듭니다. 술을 마신 채 수면을 취하면 깊은 수면이 어렵게 되고, 알콜 분해과정에서 수분이 부족한 상태가 되어 목이 말라서 잠이 깨게 만들기 때문에 깊은 수면을 방해합니다. 이런 다양한 요소들을 고려할 때 수면을 위해 음주하는 습관은 버려야 합니다.

음주는 척추관 협착증 환자분들에서는 여러 방면에서 장점보다는 단점이 많습니다. 최대한 줄여 주시는 것이 좋고, 만약 음주를 중단할 수 없는 경우라면 와인 1잔 정도의 적은 양만을 드셔야 합니다. 또, 술자리나 모임 때문에 어쩔 수 없는 때에는 30분에 한 번 정도로 일어나서 허리를 펴 주시는 노력을 꼭 해야만 합니다.

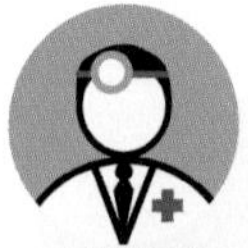

닥터's 코멘트

적절한 양의 음주는 혈액순환에 도움이 됩니다만, 전신의 염증이 있는 상태나 척추질환으로 힘들어하시는 분들에서는 장점보다는 단점이 큽니다. 음주는 각종 질환을 낫지 않게 하고 척추의 상태를 악화시킬 수 있으므로 줄여주셔야 합니다.

3 흡연은 협착증에 영향을 미치나요?

담배는 각종 질환들과 폐암을 일으키는 원인이 됩니다. 따라서 어떤 종류의 질환을 막론하고 몸이 좋지 않으신 분들은 바로 금연을 하는 것이 건강에 도움이 됩니다. 척추관 협착증에 있어서도 흡연은 역시 여러 방면에서 좋지 않습니다.[3)]

추간판은 바깥쪽 1/3지점까지만 혈관이 지배하고 있습니다. 따라서 평소에도 혈류의 공급이 아주 많은 지역이 아니기 때문에 추간판이 손상되면 회복되는 데 시간이 오래 걸립니다. 척추관 협착증에서는 척추관이 좁아지고 주변 조직들이 많은 퇴행화가 되어 있

3) 이수빈, 흡연자에서 높은 요통 및 척추 질환 발병 위험, 대한척추외과학회지 26suppl 1권

어 더욱 혈류공급이 원활하지 않은 상황입니다.

니코틴은 뇌에 작용하여 흥분효과를 내고, 교감신경을 자극시키게 되는데 이 흥분작용이 아드레날린 분비와 같은 효과를 냅니다. 즉, 심장이 더 뛰게 하고, 호흡이 빨라지게 하고, 혈압을 높이며, 말초에서의 혈액순환을 저하시킵니다. 따라서 추간판으로 가는 말초에서의 혈액순환도 방해를 받게 됩니다. 척추관 협착증으로 이미 손상이 생긴 추간판과 척추 심부 조직들은 노화와 대사 저하로 회복이 많이 느려져 있는 상황인데, 여기에 말초 혈관들의 수축이 자주 반복될 경우에는 더욱 더 회복이 요원해지게 됩니다.

"나는 담배를 피워야 근육의 긴장이 풀리기 때문에 금연은 힘들다."라고 하시는 분들도 있습니다. 사실 니코틴은 신경 말단에서 아세틸콜린과 길항작용을 하여 일시적으로 근육을 이완하는 효과를 냅니다. 이러한 효과로 인해 근육이 이완되는 느낌을 받게 되므로, 담배를 피워야만 전신의 통증도 줄어들고 근육도 풀린다고 생각하기 쉽습니다. 그러나 실제로는 일시적인 작용일 뿐으로 교감신경의 흥분으로 인해 전체적인 몸의 긴장도를 올리고 심박수, 호흡수 증가, 긴장상태의 지속 등으로 인해 근육의 피로도를 더 심하게 만들 수 있습니다.

또한 흡연의 가장 큰 문제로 뽑는 것 중 하나가 활성산소를 증가시키는 것입니다. 몸 안에서 산소는 안정된 형태로 존재해야 하지만, 활성산소는 반응성이 커져 있는 상태이기 때문에 정상적으로 제거되지 못하면 몸 안의 세포들을 파괴시켜 노화를 촉진하고, 각 조직의 회복을 막습니다. 이러한 활성산소를 제거하기 위해서는 비타민 C가 필요한데, 흡연이 지속될 경우 영양분의 흡수율 자체도 떨어지기 때문에 더 많은 양의 비타민을 보충하지 않는 경우 활성산소로 인한 피해가 증가하게 됩니다.

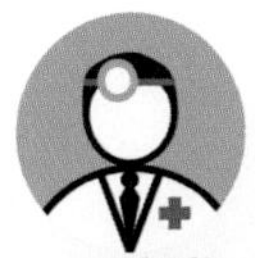

닥터's 코멘트

흡연은 일시적인 근육 완화 효과를 가집니다만, 척추의 퇴행화를 빠르게 합니다. 또 흡연하시는 환자분들은 "아침에 뻣뻣하다, 움직이기가 힘들다."라고 호소하는 분들이 많은데, 이는 말초까지 충분히 혈액순환이 되지 못하고 수면 시에도 회복이 되지 않아 아침에 일어나서 몸을 움직여야만 혈액순환이 좋아지는 상황이 되었기 때문입니다.

척추질환 환자분들은 금연을 해 주시는 것이 좋습니다.

4 골프는 협착증에 영향을 미치나요?

척추관 협착증 환자분들은 근력이 감소되면 상당한 악영향을 받기 때문에 꾸준한 운동을 해 주시는 것이 좋습니다. 증상이 있는 척추관 협착증 환자분들은 대부분 걷기운동을 중심으로 가볍게 운동을 시작하게 됩니다. 하지만 평소 운동을 즐겨 하시던 분들은 기존 운동들을 중단하고 걷기와 같은 가벼운 운동들부터 다시 시작하지 못하는 경향이 있습니다. 가장 포기하지 못하는 대표적인 종목이 골프입니다.

골프에 빠져 있는 환자분들은 필드에 나가지 않더라도 평소 스크린이나 연습장에서 매일 연습을 하시는 일이 많습니다. "필드에 나가서 많이 걷는 것이 운동이 된다."라고 주장하시는 환자분들을 종종 만나게 되는데, 사실 걷는 것은 척추 질환에 많은 도움을 주는 좋은 운동이라 할 수 있습니다. 큰 문제들은 골프공을 치기 위해 스윙하는 순간에서 발생합니다.

기본적으로 척추는 3차원적인 운동방향, 굴곡-신전, 회전, 측굴이 이루어질 수 있습니다. 경추는 회전, 흉추는 약간의 회전과 측굴, 요추는 굴곡-신전에 유리한 구조입니다. 그런데 허리를 굽히거나 구부정한 상태에서는 허리뼈의 관절이 약간 열리면서 회전이 많이 되지 않아야 하는 요추가 조금씩 회전할 수 있게 됩니다.

풀 스윙을 하는 과정에서 자세가 구부정하거나, 고관절이 적당히 움직이지 못하는 경우에는 회전이 되지 않아야 할 요추들이 회전되기 시작하면서 디스크가 찢어지는 손상을 받게 됩니다. 따라서 추간판의 손상을 일으키거나, 기존에 손상이 있었던 추간판을 더 자극하게 되어 더 망가지게 됩니다.

비거리를 의식해 지나치게 세게 스윙하거나, 이러한 연습을 반복하는 경우 본인도 모르게 갈비뼈의 피로골절을 유발할 수 있는데, 이런 때에는 은은하게 지속되는 옆구리나 등의 통증이 나타날 수 있습니다. 이렇게 피로 골절을 입은 상태에서는 흉추에서 해야 할 일을 요추에서도 같이 처리해야 하기 때문에 요추의 부담이 커지며, 척추관 협착증을 더욱 악화시킬 수 있습니다.

지속되는 한쪽으로의 스윙은 왼쪽 고관절에 중심을 싣고 돌리는 동작인데, 왼발이 축이 되는 이런 동작을 반복할 경우 왼쪽 골반에 부담을 주며 고관절 주변 근육들을 긴장시키게 됩니다. 고관절 근육의 긴장과 엉덩이근육의 비대칭은 골반의 비틀림을 유발하게 되며 양쪽 다리길이의 차이를 만듭니다. 다리길이 차이가 상당히 있는 상태에서 걷기 운동을 하게 되면 한쪽 허리에 지속적인 자극을 주게 되고 디스크를 비틀게 되므로 디스크의 손상을 더 유발하게 됩니다.

따라서 척추관 협착증을 진단받으신 분들의 경우 골프를 피하시는 것이 좋습니다. 만약 “난 도저히 골프를 멈출 수 없다!"라고 하시는 분들은 엉덩이와 고관절 주변 근육에 대한 스트레칭을 자주 해 주셔야만 이러한 자극을 조금이라도 줄일 수 있습니다.

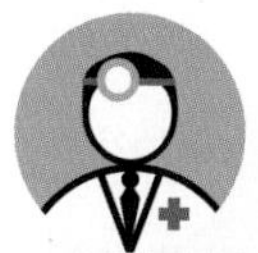

닥터's 코멘트

골프, 야구, 테니스 등의 한쪽 방향으로의 회전이 주로 필요한 스포츠는 척추질환을 가지고 계신 분이라면 잠시 멈추시는 것이 좋습니다. 또 평소 스트레칭을 부지런히 해서 근육의 긴장이 없어진 상태가 되어야만 안전하므로, 운동 전후의 스트레칭을 반드시 해 주셔야만 합니다.

5 기온이나 날씨에 따라 악화되나요?

임상에서 진료를 하다 보면 날씨의 영향을 특히 많이 받는 환자분들이 종종 있습니다. 어르신들이 "비가 오기 전에 몸이 쑤신다, 몸이 무겁다."라고 말씀하시는 것과 비슷한데, 척추나 관절 질환 환자분들은 날씨가 궂어지거나 갑작스럽게 추워지면 평소보다 더 불편해하시는 경향이 있습니다.

특히 척추관 협착증 환자분들처럼 노화로 전체적인 몸 상태가 저하되어 있거나, 추간판 탈출증의 염증상태가 심하거나, 교통사고와 같이 충격이나 외상으로 인해 통증이 발생한 경우에 이런 영향을 더 받습니다.

정확히 날씨나 기압과 관계되어 증상이 변화하는 원인에 대해 아직 과학적으로 정확히 증명된 바는 없습니다. 다만 일반적으로 알려진 가설은 다음과 같습니다.

첫 번째로, 기압 변화에 대한 반응입니다. 날씨가 흐리거나, 비가 오는 상태에서는 기압이 평소보다 낮아지게 됩니다. 척추나 관절의 관절강 안쪽에는 윤활액이 들어 있고, 일정한 압력을 유지하고 있습니다. 관절낭의 압력은 외부의 기압변화에 반응하지 않고 항상 일정한 정도의 관절액이 유지됩니다. 그러나 염증이 있거나 주변 조직의 피로도가 쌓여 혈류순환 이상이 발생한 경우에는 관절액의 조절이 힘들어지게 됩니다. 이런 때에는 외부의 기압 변화를 관절 주변의 감각 수용기에서 느껴 관절의 압력을 줄이기 위해 주변 근육들의 긴장을 만들어 내게 됩니다. 따라서 혈액순환은 더 저하되고, 염증물질이 제거되지 않게 되므로 기압의 변화에 따라서 통증을 느끼게 됩니다.

두 번째로 뇌의 민감도 증가입니다. 통증상태가 지속될 경우 전신의 긴장도는 상승하고 통증의 역치는 감소합니다. 평소 인체는 작은 변화에 대한 신호는 몸에 전달하지 않습니다. 그러나 지속적인 자극은 뇌에서 신호를 받고, 자극에 대한 반응을 몸에 나타냅니다. 통증이 지속적으로 반복될 때에는 교감신경이 과도하게 항진되며 이 때문에 전신 긴장도의 상승이 일어나게 됩니다. 또 아주 장기화된 통증상태에서는 통증 신호를 전달하는 C신경 섬유의 가소성에 의해 신경 섬유가 발달하여 통증 신호의 전달 자체가 과도해지기도 합니다. 이렇게 예민해진 뇌는 몸이 미묘한 기온과 기압의 변화에 따라서 통증을 느끼게 합니다.

세 번째로 기온에 대한 적응입니다. 날씨가 좋지 않은 날에는 평소보다 기온이 떨어지게 됩니다. 기온이 떨어지게 되면 인체는 외부로의 열 배출을 줄이기 위해 피부와 말초의 혈류를 줄이게 됩니다. 이때 평소 순환이 좋지 않고 피로가 쌓여 있는 부위들 역시 혈류 순환이 미세하게 저하됩니다. 따라서 염증물질 제거가 쉽지 않고, 통증이 더 유발됩니다.

따라서 날씨의 영향을 받는 환자분들은 핫팩을 한

번에 20-30분, 하루 3-4번 정도로 보조해 주시면 통증부위의 혈액순환을 도와 증상을 조금 줄일 수 있습니다. 또, 궂은 날씨에는 외출을 삼가는 것이 좋습니다. 실내에서 할 수 있는 가벼운 체조나 걷기를 통해서 몸의 혈액순환을 증가시키면 악화되는 증상을 줄일 수 있습니다.

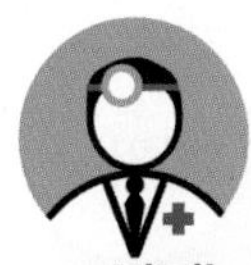

닥터's 코멘트

평소 예민하신 분들이나 염증이 심한 상태에서는 날씨 영향을 받는 분들을 종종 만나게 됩니다. 전신 순환이 잘 되거나 근력이 좋아지거나 염증이 많이 줄어들면 이렇게 날씨에 반응하는 횟수나 정도가 점점 줄어듭니다.

6 스트레스가 협착증을 악화시키나요?

흔히 스트레스는 만병의 근원이라고 합니다. 스트레스는 기본적으로 몸의 순환을 저하시키고 전신 면역력을 떨어뜨리며, 항상 피로가 누적되는 상태를 만듭니다. 스트레스는 내과적인 질환뿐 아니라 각종 질환에서 대부분 악화요인이 되며 이는 척추관 협착증에서도 마찬가지입니다.

뇌는 엔돌핀과 같은 생리적 진통물질을 내보낼 수 있습니다. 정상적인 환경에서는 이런 진통물질들이 잘 작용하고, 심하지 않은 정도의 몸의 변화나 통증은 뇌의 시상이라는 부위에서 적절하게 걸러지게 됩니다.

그러나 스트레스가 지속되는 상황이 되면 생리적 진통물질들이 제대로 작동하지 못하고 통증의 민감도가 올라가게 됩니다. 즉, 자극이 심하지 않은데도 몸에서는 큰 자극으로 느껴 통증으로 발현되거나, 아주 작은 통증도 크게 확대되어 느끼는 것이 가능해집니다.

스트레스의 증가는 초반에는 교감신경을 흥분시키게 되는데, 교감신경이 흥분되면 전체적인 몸의 긴장도가 증가하고 말단으로의 혈류순환은 저하됩니다. 말초의 순환이 저하된 상태에서는 근육의 피로가 잘 쌓이고, 척추 안쪽의 염증물질의 제거가 어렵게 되어 통증을 더 느끼게 됩니다. 또한 교감신경이 흥분된 상태에서는 기본적인 에너지소모가 많아지기 때문에 피로감을 더 잘 느끼게 됩니다.

초반의 교감신경 항진기를 지나면 스트레스의 적응단계가 나타나게 되는데, 스트레스 적응 단계에 돌입하게 되면 전신의 대사 자체가 떨어지고, 만성적인 피로로 인해 몸의 염증이 잘 낫지 않게 됩니다. 또, 심리적인 의욕도 영향을 받아서 움직임 자체를 싫어하게 되므로 장기적으로는 근육이 줄어드는 경향이 있습니다.

스트레스가 지속되는 상황에서는 스트레스 호르몬이라고 불리는 부신피질 호르몬이 증가하게 됩니다. 부신피질 호르몬의 장기적인 증가는 기본적으로 몸의 면역력을 저하시키며 근육과 관절의 약화를 유발하게 됩니다.

스트레스가 경추에 미치는 영향은 많이 알려져 있는데, 스트레스 상황에서는 전체적으로 거북목에 가깝게 구부정한 상태를 유발하게 됩니다. 머리가 10도만 앞으로 기울어져도 몸에서 이겨내야 하는 머리의 무게는 2배에 가깝게 증가하게 됩니다. 경추에서 부담하는 머리의 무게가 늘수록 요추에서 부담하는 전체 체중 부하 역시 늘어나게 됩니다. 따라서 척추관 협착증이 있는 경우 증상이 더욱 악화될 수 있습니다.

척추관 협착증 환자분들은 은은하게 낫지 않고 지속되는 통증 때문에 우울감이나 생활에서의 무력감을 호소하시는 분들이 많습니다. 하지만 이렇게 지속되는 스트레스는 여러 가지 측면에서 협착증의 증상을 더 악화시키게 됩니다. 따라서 항상 긍정적인 마인드로 꾸준히 치료하면 좋아질 수 있다는 사실을 잘 떠올리시고 적극적인 스트레스 관리를 해 주셔야 합니다.

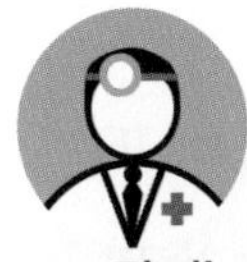

닥터's 코멘트

스트레스는 만병의 근원입니다. 스트레스 관리가 척추질환에서도 중요합니다.

지속된 스트레스는 통증을 학습시키며, 학습된 통증과 무력화의 상태에서는 척추질환도 잘 낫지 않습니다. 스트레스 관리는 건강의 여러 가지 측면에서 도움이 됩니다.

7 당뇨나 고혈압이 영향을 미치나요?

고혈압과 당뇨는 노년층에서 정상적인 조절기능이 떨어져서 발병되는 경우가 많은데, 척추관 협착증 역시 노년층에서 잘 나타납니다. 그래서 척추관 협착증으로 진료실에 내원하시는 환자분들은 당뇨 또는 고혈압 혹은 두 가지를 모두 갖고 있는 경우가 많습니다.

기본적으로 당뇨, 고혈압, 고지혈증과 같은 대사증후군들은 장기적으로 몸에 영향을 미치기 때문에 당장 내 몸에 악영향을 주는 일은 드뭅니다. 그러나 장기적으로는 이런 내과적인 질환들이 전신의 기능을 저하시키고, 간접적으로 척추질환에도 영향을 주게 됩니다.

고혈압은 직접적으로 척추관 협착증을 악화시키지

는 않습니다. 혈압의 변화는 대부분 목과 심장 주변의 혈압 센서에서 받아 뇌의 혈압중추에서 조절하는데, 이런 센서들에서 신호 전달 이상이 발생하거나 혈압 조절 중추의 조절 능력이 떨어져 혈압이 높은 상태를 유지하는 것이 고혈압입니다.

경추에서의 디스크나 경추 주변 근육들의 문제가 있을 때에는 말단까지의 혈액 공급을 위해 일시적으로 혈압이 올라가는 경우가 있습니다. 또, 경추의 문제로 두통이 지속될 경우에도 통증으로 인해 혈압이 상승하게 됩니다. 그러나 이렇게 상승한 혈압은 목 주변 근육들의 긴장이 풀리면 함께 정상화됩니다.

혈압이 높은 것이 척추관 협착증을 악화시키지 않는 반면 척추관 협착증의 통증이나 저림으로 인해서 혈압이 일시적으로 상승하거나, 지속되는 스트레스로 인해 혈압이 내려가지 못하게 하는 방해요소가 될 수는 있습니다. 스트레스나 통증이 지속될 경우에는 혈압이 일시적으로 상승하는 경우가 많기 때문입니다.

당뇨병이 척추관 협착증을 악화시키는 원인이 된다는 것은 상당히 보고가 많이 되어 있습니다[4) 5)]. 당뇨병은 혈관 안쪽에 존재하지 않아야 할 덩치가 큰 당들이 혈관 안에 둥둥 떠서 움직이는 상태로 이해할 수 있는데, 이렇게 큰 덩치의 당들은 혈관 안쪽에 상처를 자주 내고, 말단에서는 혈액의 순환을 저하시킵니다. 따라서 혈관 안쪽에서 손상이 나고 회복되는 과정이 반복되면서 혈관벽이 얇아지거나 혈관의 탄력이 줄게 됩니다.

척추관 협착증은 디스크나 인대, 관절에서의 혈액 순환이 저하되어 있고 퇴행화가 반복되어 회복이 더뎌진 상태입니다. 따라서 전체적인 혈액 순환이 좋은 상황에서는 증상의 호전이 쉽지 않습니다. 당뇨로 혈관

---

4) Yoram Anekstein , Diabetes Mellitus as a Risk Factor for the Development of Lumbar Spinal Stenosis, The Israel Medical Association journal: IMAJ 12(1), 2010

5) Rowan Hillson, The spine in diabetes, practical diabetes, Vol 35.1, 2018

이 망가져 있고 전신 순환이 저하되어 있다면 척추관 협착증의 증상은 더욱 회복이 더딜 수밖에 없습니다.

반대로 척추관 협착증으로 인한 증상이 심한 경우에 당뇨병이 악화될 수 있는데, 통증과 하지 무력감으로 운동이 부족해지게 되면 혈당을 소비하지 못하고, 혈중 당수치가 증가합니다. 이런 환자분들은 걷기를 대체할 수 있는 다른 운동을 시행해야 하며, 그렇지 않을 경우에는 혈당의 조절이 지속적으로 어렵게 됩니다.

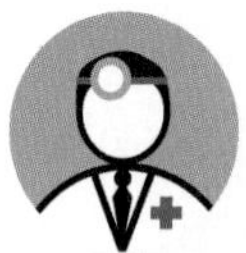

닥터's 코멘트

척추관 협착증 환자분들은 노년층이 많기 때문에 대부분 기저질환을 가지고 있습니다.

당뇨병과 같은 기저질환은 척추관 협착증을 더욱 악화시키고, 척추관 협착증도 당뇨병의 악화 요인이 될 수 있습니다.

8 척추전방전위증, 척추 분리증, 디스크가 같이 있는 경우

척추관 협착증은 신경관의 앞에서는 디스크가 점점 뒤로 밀려나서 신경을 압박하고, 신경관 뒤쪽에서는 황색인대가 점점 비후되면서 신경을 앞으로 밀게 되어 발생합니다. 가장 흔한 원인은 노화로 인한 척추관의 좁아짐입니다. 이때는 진행이 서서히 나타나며, 특별한 악화요인이 있지 않으면 갑작스럽게 심해지는 경우가 흔하지는 않습니다.

그러나 기존의 척추질환을 가지고 있는 환자들에서는 증상이 갑작스럽게 악화될 가능성이 높기 때문에 주의가 필요합니다. 특히, 척추전방전위증이 있는 경우 젊은 연령임에도 불구하고 척추관 협착증으로 진단받을 수 있습니다. 척추 뼈가 앞으로 밀려나면서 뒤쪽의 신경관이 점점 좁아지기 때문입니다.

척추전방전위증은 아래쪽의 척추가 위쪽의 척추에 비해 앞으로 밀려나는 질환으로서 가장 흔한 원인은 오랜 시간에 걸쳐 척추경이 미세손상과 회복을 반복하면서 길이가 점점 늘어나 뼈가 앞으로 밀려나는 것입니다. 이런 과정을 거치는 것은 척추 뼈의 퇴행으로 서서히 나빠지는 것이므로 초반에는 증상이 거의 없고, 어느 정도 진행이 된 이후에 증상이 나타납니다. 또, 증상의 악화도 비교적 느립니다. 다만 젊은 연령대에서 나타나는 척추분리증과 전방전위증을 같이 가지고 있는 형태에서는 허리를 굽혔다 폈다 반복하는 동작들에서 증상이 상당히 악화될 수 있어서 조심해야 합니다.

척추전방전위증은 복근이 많이 약해지거나, 허리를 굽혔다 펴는 동작이나 무거운 물건을 자주 드는 행동을 반복하게 되면 더 악화됩니다. 척추가 밀려나는 정도에 따라서 Grade를 1-4의 네 가지로 나누게 되는

데, Grade 2 이상의 척추전방전위증에서는 뼈가 밀려 나면서 신경관이 많이 좁아져 있게 됩니다.

척추관이 좁아져 있는 상태에서 디스크의 돌출이나 수핵 탈출로 추간판 탈출증이 같이 나타날 수도 있습니다. 이런 때에는 보행 시의 무력감이나 감각 저하인 '간헐적 파행' 외에도 추간판이 탈출되어 발생한 염증으로 강한 통증이 나타나게 됩니다. 급격한 통증으로 인해 거동 자체가 힘들고 수면을 방해받을 정도의 통증이 병행되는 협착증은 추간판으로 인한 염증 상태가 먼저 좋아져야만 협착증의 증상이 서서히 호전됩니다.

여러 형태의 척추질환을 가지고 있는 환자분들은 기본적으로 척추 주변의 근육과 복근이 약하고, 고관절의 근육들은 긴장되어 가동성이 떨어져 있습니다. 따라서 평소 척추 관리를 하지 않는다면 노령화에 따라서 척추관 협착증으로 더 빨리 진행되게 됩니다. 이런 상황을 막기 위해서는 반드시 꾸준한 운동과 자세

관리를 해 주셔야만 합니다.

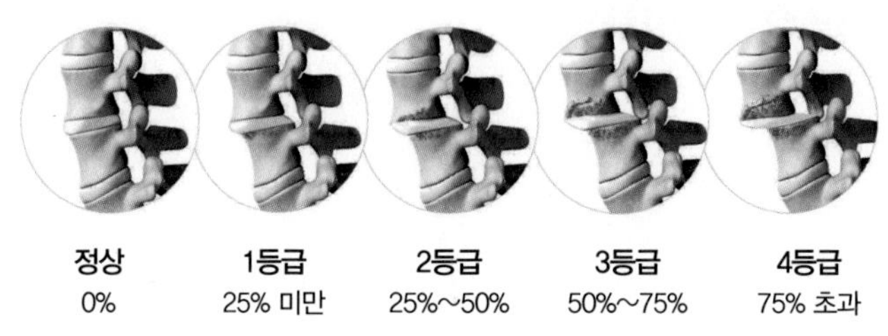

척추전방전위증의 등급별 모식도

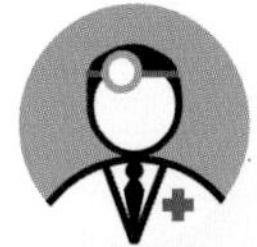

닥터's 코멘트

척추관 협착증은 척추질환의 가장 최종 퇴행형태라고 할 수 있습니다. 따라서 척추관 협착증이 되기 전에 척추질환을 미리 발견하시는 경우에는 꾸준히 관리를 해 주셔야 척추관 협착증의 발생을 늦출 수 있습니다.

• 협착증에 영향을 미치는 요소들

9 골다공증이 있는데 이것 때문에 더 심해지나요?

골다공증은 뼈의 밀도가 낮아지는 질환으로 여성에게서 더 흔합니다. 골다공증은 증상이 없기 때문에 골다공증 검사를 통해 척추체와 고관절의 뼈의 농도를 검사하여 비슷한 연령대의 평균치 및 전체 연령대비 평균치를 비교하여 진단하게 됩니다.

사람의 뼈는 매일 만들어지고 매일 없어지는 것을 반복합니다. 사람의 뼈에는 조골세포와 파골세포라는 두 종류의 상대적인 세포들이 존재하는데, 조골세포는 뼈를 새로 만드는 세포이고, 파골세포는 뼈를 분해하는 세포를 말합니다. 정상적인 사람에게서는 이 두 세포의 활동이 균형이 잘 맞아 있습니다. 따라서 뼈의 밀도가 일정하게 유지됩니다.

그러나 나이가 들면서 전체적인 영양상태가 좋지 않거나, 비타민 D의 합성이 저하되어 있거나, 갱년기를 지나면서 호르몬의 대사 변화가 일어나게 되면 두 세포 활동의 균형이 깨지게 됩니다. 특히 갱년기 이후 여성호르몬인 에스트로겐의 감소는 파골세포의 활동을 늘리게 되기 때문에 여성들이 남성에 비해 골다공증의 발생이 흔합니다.

골다공증 자체로는 증상이 없지만 뼈의 밀도가 낮아지기 때문에 뼈 주변의 조직들이 더 많은 체중을 감당해야만 합니다. 따라서 디스크와 인대가 체중을 더 이겨 내야만 하고, 이 상황이 지속되면 디스크와 인대의 퇴행화가 더 빨라지게 됩니다. 따라서 골다공증이 있는 환자분이라면 척추관 협착증의 발생 가능성이 더욱 더 증가하게 됩니다.[6)]

6) 문성환, 요추부 척추관 협착증을 가진 50세 이상 여자 환자의 골다공증 또는 슬관절 퇴행성 관절염의 유병율, 대한골대사학회지, 18(1), 2011

골다공증을 예방하고 뼈의 밀도를 강하게 유지하기 위해서 반드시 필요한 것은 비타민 D인데, 비타민 D는 자외선을 받아 피부에서 합성됩니다. 따라서 뼈의 건강을 되찾고, 척추관 협착증을 예방하기 위해 야외에서 햇빛을 받으면서 걷는 운동을 해 주시는 것이 좋습니다.

골다공증이 있는 척추관 협착증 환자분들이 보행 시 통증으로 걷는 운동을 잘 하지 않거나, 태양광을 쬐는 시간이 부족하면 골다공증이 심화될 수 있습니다. 골다공증이 있는 척추관 협착증 환자분들은 증상의 악화 방지를 위해서 경구용 비타민 D의 복용과 더불어 짧은 시간이라도 서 있거나 걷는 연습을 해 주셔야 합니다. 장기적으로 볼 때 뼈와 근육이 강화되어야만 증상이 없이 일상생활을 하시는 것이 가능하기 때문입니다.

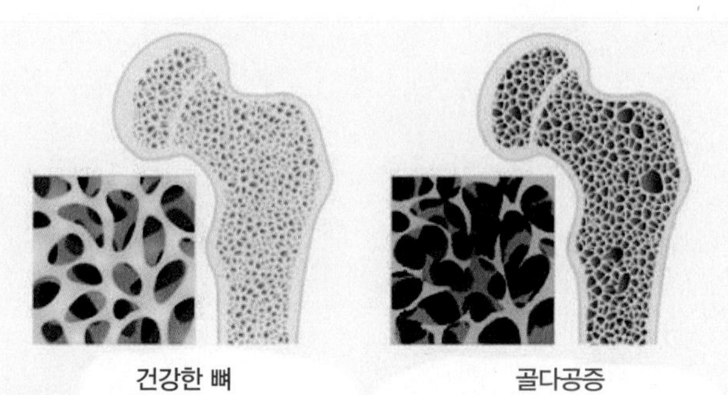

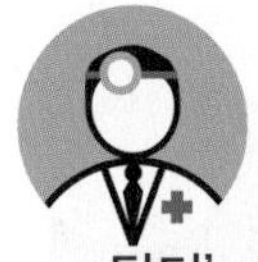

닥터's 코멘트

골다공증은 뼈의 밀도를 약하게 하기 때문에 가볍게 넘어지거나 삐끗하는 것만으로도 골절을 유발할 수 있습니다. 압박골절이 심하게 일어나는 경우에도 협착증이 발생할 수 있는 위험성을 만듭니다. 또, 골다공증이 심하면 척추주변 조직이 늘 피로하게 되고 퇴행화가 더 빨리 유발되므로 척추관 협착증은 더 악화됩니다.

골다공증이 있는 경우 반드시 꾸준한 운동과 치료가 병행되어야 합니다.

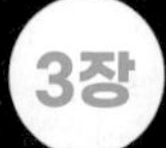

협착증의 진단

1 협착증의 진단을 위해서는 어느 병원에 가야 하나요?

척추관 협착증은 대부분 척추를 구성하고 있는 척추뼈 자체의 문제(척추전방전위증, 골다공증, 척추의 부정렬 등), 척추뼈 사이에 있는 추간판(디스크라고도 하며, 척추 사이에 있어 체중과 힘을 지탱하는 쿠션역할을 하는 연골)의 문제, 척추뼈 주변의 인대(척추의 구조적 안정성과 추간판을 안정화 시키고 신경의 통로를 유지시켜 주는 척추 뼈 사이의 튼튼한 섬유조직)의 문제로 인해 나타나게 됩니다. 협착증이 지속되면 척추주변 근육의 어혈성 통증 혹은 지속적인 수축으로 인해 혈액순환이 안 되어 나타나는 통증 등이 유발됩니다. 척추관 협착증의 경우 그 증상이 급격하게 나타나 통증과 저림을 유발하는 것보다는 지속적으로 증상이 발현되어 증가하는 경우가 많습니다.

초기 척추부(목, 등, 허리)나 다리에 통증이나, 저림, 오래 걸을 수 없는 증상이 나타난 경우에는 먼저 통증 치료를 전문으로 하는 한의원과 1차 의료기관에서 진료를 받는 것이 좋습니다. 한의원에서는 주로 환자의 증상과 과거력, 현병력, 복용 중인 약물, 생활환경, 사회적 환경, 스트레스 여부, 과거력 등에 대한 문진問診과 환자의 환부를 만져서 상태를 조사하는 촉진觸診, 환자의 동작에 따른 통증양상을 알아보는 운동검사검진법 등 다양한 방법을 통해서 협착증을 진단하고 비수술적인 요법으로 통증과 저림을 줄이는 치료를 하게 됩니다.

X-ray, CT, MRI(자기공명 단층촬영) 등 영상진단을 활용할 경우에는 정형외과, 마취통증의학과, 재활의학과, 신경외과, 영상의학과 진단을 받을 수 있습니다.

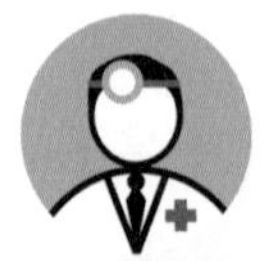

닥터's 코멘트

영상진단을 받는다고 하여 통증과 저림이 줄어들지는 않습니다. 그렇지만 정확한 병리상태를 확인하고 치료를 받기 위해서는 영상진단이 필요합니다. 협착증 진단 후 수술을 할 수 없는 경우 또는 수술을 원하지 않는 경우에는 비수술적 치료요법을 고려할 수 있으며, 한의학적 치료에 따라 통증과 저림을 줄일 수 있습니다.

2 엑스레이로 협착이라고 진단받았습니다

2011년 일본 정형외과 학회와 일본 척추척수병 학회가 발표한 '요부척추관 협착증 진료 가이드라인'에 따르면 다음 4항목 모두에 해당할 경우, 척추관 협착증으로 진단됩니다.

① 허리-골반에서 하지에 걸친 통증이나 저림이 있다.

② 허리-골반에서 하지에 걸친 통증이나 저림은 계속 서 있거나, 걸을 때 발현되거나 악화되며, 앞으로 허리를 숙이거나 앉는 자세를 취하면 편안해진다.

③ 걸으면 악화되는 증상이 요통 이외에도 있다.

④ MRI(자기공명 단층촬영) 검사 등 영상검사로 척추관

이나 추간공이 노화로 인해 좁아진 상태가 확인되며, 그것이 나타는 증상이 진찰 결과와 일치한다.

엑스레이 검사는 척추뼈의 이상(구조적 틀어짐, 전방전위증, 석회화, 골절, 골다공증 등)은 발견할 수 있으나 통증과 저림 증상을 일으키는 요인인 근육과 인대, 신경을 확인할 수는 없습니다. 또한 척추뼈 사이의 신경과 혈관의 통로인 추간공이 좁아진 상태를 엑스레이로 확인하는 것은 어렵습니다. 다만 엑스레이 검사와 위에서 언급한 가이드라인에 해당하는 증상 여부를 확인하여 종합적으로 협착증에 대한 진단을 받을 수 있습니다. 더 정확한 상태를 확인하기 위해서는 MRI(자기공명 단층촬영)검사를 추가로 받는 것이 좋습니다.

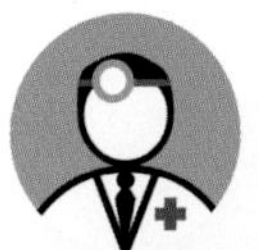

닥터's 코멘트

환자가 호소하는 통증 및 저림의 양상, 문진(問診), 이학적 검사에 따른 1차적인 진단을 먼저 받은 다음 엑스레이 검진을 받는 것이 좋습니다. 통증이 너무 심하거나 비수술적 치료를 받아도 호전이 더딜 경우에도 엑스레이와 같은 영상진단을 받는 것이 좋습니다.

3 MRI를 꼭 찍어야 하나요?

MRI(자기공명 단층촬영) 검사는 척추관이 협착되어 있는 부분과 협착의 정도, 신경 압박 상태, 척추뼈의 문제를 눈으로 확인할 수 있으므로 척추관 협착이 의심되는 경우에는 받는 것이 좋습니다. 다만 척추관 협착증은 환자에 따라서 증상이나 정도가 다양하며, MRI나 엑스레이 등 영상의학적 검사와 환자가 호소하는 증상이 일치하지 않는 경우도 있습니다. 그렇기 때문에 1차적으로 문진問診과 이학적 검사방법(운동검사검진법 등)에서 얻어진 정보와 영상의학적검사를 종합하여 통증과 저림의 원인을 규명할 필요가 있습니다.

MRI 검사는 좁은 공간에 10-30분 정도 들어가서 큰 소음 속에서 촬영이 이루어지기 때문에 사람에 따라서는 많은 스트레스를 받는 검사입니다. 검사 비용은 X-ray검사보다 비싸기 때문에 경제적으로 부담이 될 수 있습니다.

MRI 검사를 받은 경우 검사받은 의료기관에서 검사 결과를 CD나 USB 등의 저장장치에 받아 놓는 것이 좋습니다. 환자 자신이 보관해 두면, 다른 병원에서 진료를 받을 때에도 보다 자세한 문진問診과 정확한 진단을 받을 수 있으며, 같은 검사를 여러 번 하지 않아도 되는 장점이 있습니다.

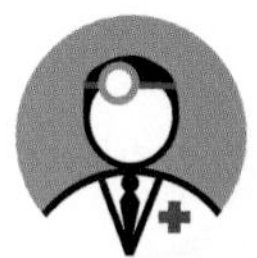

닥터's 코멘트

요추 MRI(자기공명 단층촬영) 검사는 병원에 따라 차이가 있으나 약 30만 원-100만 원 정도의 비용이 발생됩니다. 실손의료보험에 가입된 경우 실제로 지출한 의료비(진단비 포함)의 90%까지 보상받으실 수 있습니다. 그러나 MRI 검사의 결과와 증상이 반드시 일치하진 않기 때문에 협착증을 진단하고 환자의 상태를 확인하는 한 가지 방법으로 MRI검사를 받으시면 좋습니다.

4 간헐적 파행은 어떤 증상인가요?

척추관 협착증 환자분들이 대부분 경험하는 특징적인 증상이 '간헐적 파행'입니다. 걷는 동안 통증과 저림이 점점 심해져서 더 이상 걸을 수 없게 되지만, 앞으로 숙인 자세를 취하거나 앉아 있으면 통증이 완화되어 다시 걸을 수 있게 되는 것을 의미합니다.

걸을 때 척추가 가볍게 뒤로 젖혀짐으로써 척추관 뒤쪽의 황색인대가 두터워져서 척추관이 좁아지기 때문에 척추관 내의 신경압박이 강해져서 저림이나 통증이 나타나지만, 앉거나 앞으로 숙이는 자세를 취하면 신경을 압박하는 황색인대가 늘어나서 얇아지고 척추관이 넓어지기 때문에 통증이 완화되고 다시 걸을 수 있게 되는 것입니다.

증상이 악화되면 계속해서 걸을 수 있는 거리가 짧

아지기 때문에 일상생활이 어려워지고 생활의 질이 떨어지며, 운동부족으로 인한 체력 저하나 다른 질병의 원인이 되는 등, 여러 가지 문제로 이어집니다. 반대로 치료 후 협착증이 완화되면 예전보다 오래 걷게 됩니다.

간헐적 파행은 협착증뿐만 아니라 다리 혈관의 동맥경화(말초동맥질환)가 원인이 되어 일어나는 경우도 있습니다. 고혈압이나 당뇨병 등과도 관련이 있으므로 간헐적 파행 증상이 있을 때에는 협착증과 감별 진단하는 것이 중요합니다.

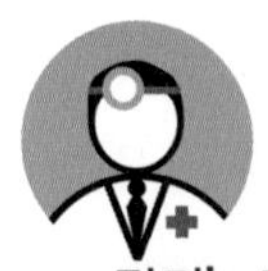

닥터's 코멘트

임상에서 척추관 협착증이 있는 환자분들 대부분은 간헐적 파행으로 일상생활에서 큰 불편감을 호소하는 경우가 많습니다. 간헐적 파행은 협착증 환자의 60–80%에서 나타나며 삶의 질(QOL)을 떨어뜨리는 중요한 요인입니다. 많이 걸을 수 없게 되어 척추부 주변 근육의 약화, 우울증, 대사장애, 기력저하 등의 문제를 일으킬 수 있습니다. 협착증 치료 호전도에 대한 평가 척도로서 간헐적 파행의 정도를 사용하는 경우가 많습니다. 증상이 호전될 때마다 MRI(자기공명 단층촬영) 등 영상진단을 받기보다는 간헐적 파행의 정도를 호전되는 척도로 진단하고 예후를 판별하는 것이 일반적인 방법입니다.

5 협착증은 증상으로도 진단이 가능한가요?

척추관 협착증은 특징적으로 간헐적 파행이 나타나는 경우가 많습니다. 또한 척추 추간판 탈출증(흔히 디스크라고 불리며 추간판의 문제로 인한 통증 질환)과 다르게 허리를 숙일 때 통증이 완화되는 경우가 많습니다. 이러한 척추관 협착증만의 특징적인 통증양상과 의사의 문진問診, 이학적 검사 방법으로 일차적으로 진단할 수 있습니다.

MRI 등 영상의학적 검사결과는 환자가 호소하는 증상과 일치하지 않는 경우도 있습니다. 일차적으로 환자의 증상을 통해 협착증을 진단하고, 이후 확진을 위해서 사용됩니다.

따라서 영상의학적 검사를 받기 전에 정확하고 자

세한 의사의 문진問診과 통증부위의 촉진觸診, 동작에 따른 통증양상을 알아보는 운동검사검진법을 근거로 하여 협착증을 진단하는 것이 좋습니다.

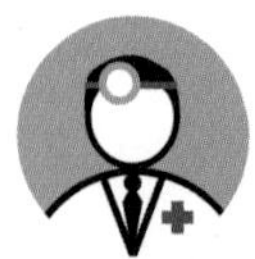

닥터's 코멘트

임상에서는 척추관 협착증 환자 중에 요통이 거의 없으면서 다리 저림 또는 간헐적 파행을 주소증으로 내원하시는 분들이 많습니다. 또한 협착증이 의심되어 MRI검사를 받았지만 뚜렷한 협착증의 원인을 발견하지 못하는 경우도 있습니다. 자세한 문진(問診)과 함께 종합적으로 환자의 상태를 진단하여 치료하는 것이 중요합니다.

6 협착증의 조기 진단이 가능한가요?

척추관 협착증은 신경을 압박해서 통증이나 저림이 나타나는 질병이기 때문에 신경이 압박된 기간이 길면 길수록 치료가 어렵습니다. 또한 젊을수록 치료가 빠르며 연령이 증가할수록 치료가 힘들어집니다.

모든 질환이 마찬가지지만 조기 발견, 조기 치료가 척추관 협착증에서도 중요합니다. 가벼운 사지四肢의 저림이라도 2~3주 이상 지속되면 협착증을 의심할 수 있으며, 검진을 통해서 조기 진단이 가능합니다. 다음과 같은 증상이 있을 경우 협착증이 의심되므로 초기에 진찰을 받으시면 좋습니다.

① 예전에는 없었던 손, 팔 또는 다리, 발의 저림 및 감각이상이 2~3주 이상 지속되는 경우

② 팔다리의 경직증상이 지속되는 경우

③ 팔다리에 힘이 잘 안 들어가는 경우

④ 간헐적 파행(오래 걸으면 통증과 저림으로 쉬었다가 걸어야 하는 보행장애)이 있는 경우

⑤ 원인불명의 지속적인 요통

척추관 협착증은 일반적으로 고령에서 발병률이 높게 나타납니다. 60세 이상인 경우 주기적인 척추 검진이 필요하며, 척추관 협착증 의심 증상 발생 시 조기 검진을 통해 치료받으시면 좋습니다. 또한 척추에 무리가 가는 운동동작을 반복하는 스포츠나 직업에 종사하는 분, 가족력이 있으신 분은 척추관 협착증이 발생될 가능성이 높으므로 조기 검진이 중요합니다.

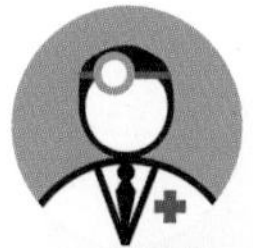

닥터's 코멘트

일반적으로 협착증은 60대 이상에서 발병률이 높지만 종종 20대 젊은 층에서도 진단이 됩니다. 선천적으로 척추관이 좁은 사람이나 척추에 무리가 많이 가는 운동을 하거나 그러한 직업을 가지고 있는 분들이 있습니다. 이런 분들이라면 더욱 척추관 협착증을 예방하고, 의심 증상이 있을 경우 조기검진을 통해 치료받으시는 것이 좋습니다.

7 허리는 아프지 않고 다리만 저린데 협착증인가요?

40세가 넘어가면 대부분의 사람은 척추관이 조금씩 좁아지는 퇴행성 변화를 겪게 됩니다. 그렇지만 척추관이 좁아지고 협착이 되더라도 반드시 척추관 협착증의 증상이 나타나는 것은 아닙니다. 척추관 협착증에 대한 진단은 일차적으로 문진問診, 촉진觸診, 이학적 검사 등을 통해서 하게 되고 MRI검사 등 영상의학적 검사를 통해서 확진이 됩니다.

일반적으로 척추관 협착증 환자 중 요통이 나타나는 경우는 50~60% 정도이며, 협착증이 있다 하더라도 반드시 요통이 있는 것은 아닙니다. 보통은 척추관 협착으로 인해 척추신경이 압박되고 혈류순환 장애가 발생됩니다. 그로 인해 허리의 감각, 통증을 지배하는 신경에 문제가 생기거나, 허리 주변의 근육긴장 및 허혈성 근육상태가 나타나면 요통이 생길 수 있습니다. 하지만 모든 척추관 협착증 환자의 경우에서 이러한 요통이 발생되는 것은 아니며 오히려 간헐적 파행 증상이 더 많이 나타나게 됩니다.

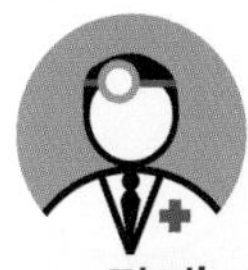

닥터's 코멘트

MRI검사까지 하여 척추관 협착증 진단을 받고 오시는 환자분들 중에서 요통이 없는 경우도 많이 있습니다. 병원에 내원하는 대부분의 이유도 요통보다는 간헐적 파행과 다리저림, 감각이상인 경우가 많습니다. 협착증으로 인한 요통은 일반적은 요추염좌나 추간판 탈출증(디스크)보다 통증강도가 약한 경우가 많습니다.

8 처음부터 대학병원에 가는 것이 좋은가요?

척추관 협착증은 보존적 치료와 비수술적 치료만으로 통증과 저림이 개선되는 경우가 많습니다. 처음부터 큰 병원을 찾는 것보다는 지역 한의원이나 1차 의료기관에서 상담을 받으시는 것이 좋습니다. 척추관 협착증은 증상의 악화나 변화가 서서히 일어나고 수술을 하지 않는 비수술적인 치료로 개선이 잘되기 때문에, 3개월 정도 보존적인 치료를 해 보다가 효과가 없을 경우에는 대학병원에서 진료와 수술을 검토할 필요가 있습니다.

대학병원에는 다양한 진료과가 있고, MRI(자기공명단층촬영)와 같은 검사의료기기가 갖춰져 있으므로 협착증이 현저하거나 증상이 심할 경우, 잘 낫지 않는 경우 방문하는 것이 좋습니다.

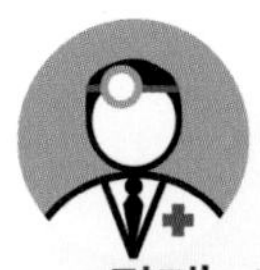

닥터's 코멘트

임상에서 척추관 협착증의 치료는 대부분 한의원이나 1차 의료기관에서 이루어지는 경우가 많습니다. 많은 협착증 환자분들이 비수술적인 치료와 보존적인 치료방법을 통해 호전이 됩니다. 하지만 3개월 치료 후에도 호전이 더디거나 효과가 없을 경우 대학병원으로 진료의뢰를 통해 치료를 하게 됩니다. 간혹 통증과 저림이 극심하거나 예후가 안 좋다고 판단되는 환자의 경우 처음부터 대학병원으로 진료의뢰와 이송을 하게 됩니다.

9 MRI를 찍어 봤더니 후종인대 골화증이라고 합니다

후종인대 골화증(OPPL: Ossification of Posterior Longitudinal Ligament)은 척추뼈의 추체나 추간판(디스크)의 후방부를 연결하는 후종인대가 골화되어(뼈로 변하여) 두꺼워진 증상입니다. 골화되고 두꺼워진 인대로 인해 척추관이 좁아지고 협착이 되며 척추의 운동성을 저하시키게 됩니다.

후종인대 골화증은 가장 발병하기 쉬운 부위가 목이고 그 다음이 가슴이며, 허리에서 발병하는 경우는 드뭅니다. 일반적으로 척추관 협착증은 허리에서 가장 발병이 흔한 반면 후종인대 골화증은 목에서 가장 발병하기 쉽습니다. 목에서 발병하면 목, 어깨의 통증이나 손끝통증, 저림, 몸통의 감각마비, 팔다리 운동장애 등이 생기며, 가슴에 생기면 다리의 무력감이나 저림 등이 생기며, 허리에 생기면 보행 시에 다리 통증이나 저림 등이 나타납니다.

후종인대 골화증은 서양인에서는 드물며 아시아 인종에서 발병률이 높은 편이고, 40대 이후의 중, 노년 남성에게서 많습니다. 또한 가족 중에 후종인대 골화증이 있거나 척추관 협착증이 있을 경우, 유전적으로 척추관이 좁은 체질일 경우 발병될 가능성이 높으므로 증상 발생 초기에 진단을 받는 편이 좋습니다.

척추관 협착증과 마찬가지로 영상의학적 검사를 통해 후종인대의 골화증상이 보이더라도 반드시 증상이 나타나는 것은 아닙니다. 경증인 경우에는 보존적인 치료요법, 약물요법으로 치료하지만 중증인 경우에는 수술이 필요합니다. 정기적으로 진찰을 받아서 후종인대의 골화가 진행되는지를 보고 증상 변화를 확인하는 것이 중요합니다.

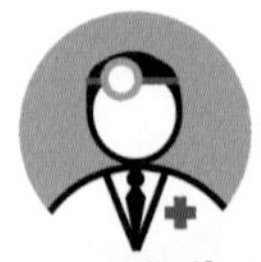

닥터's 코멘트

후종인대 골화증은 유전적 요인 외에 스트레스, 과로, 술, 담배, 당뇨병, 수면부족 및 장애가 원인이 되어 발생할 수 있습니다. 후종인대 골화증으로 인해 경추의 신경이 압박될 경우 사지가 뻣뻣해지거나 힘이 빠지며 마비증상이 있을 수 있습니다. 이런 증상은 중풍(뇌혈관장애, 뇌졸중)으로 오인될 수 있으므로 초기 증상 발생 시 정확하게 진단을 받으시는 편이 좋습니다.

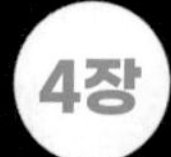

협착증의 한방치료

1 협착증을 치료하지 않고 낫는 경우는?

일본정형외과학회의 '요부 척추관협착증 진료 가이드라인 2011'에 따르면 경도 또는 중도 환자 중 1/3에서 1/2이 자연경과로 개선되었다고 기록되어 있습니다. 또한 비수술적 치료와 보존적 치료를 한 환자 120명을 5년에 걸쳐 관찰한 결과, 52명(43.3%)의 증상이 개선되었다고 보고되었습니다. 수술을 꼭 필요로 하지 않는 환자의 경우, 자연적으로 치유가 되거나 비수술적인 치료를 통해서 증상이 개선될 수 있습니다.

하지만 척추관 협착증은 노화와 더불어 점점 더 척추관이 좁아지고, 그 안을 지나는 척추 신경이 압박되어 통증과 저림을 나타내는 질환입니다. 급격하게 협착이 진행되어 증상이 악화되는 경우는 드물지만 시간의 경과에 따라 척추뼈의 변형이나 추간판(디스크)의 변성 및 퇴화, 인대의 비대 등 척추의 노화가 서서히 진행됩니다. 이에 따라 협착증으로 인한 통증과 저림 증상도 서서히 악화될 수 있습니다. 따라서 자연적으로 치유가 되는 경우도 있지만 증상이 더 악화될 가능성이 높고, 자연치유가 되는 과정에서 환자의 삶의 질QOL이 저하될 수 있습니다.

이와 같은 사태를 막기 위해서라도 척추관 협착증 치료는 조기 발견, 조기 치료가 중요합니다. 초기단계에서 적절한 비수술적인 치료와 보존요법, 셀프케어, 운동 등을 시작하면 그만큼 척추관 협착증의 진행을 억제할 수 있으며 건강한 생활을 지속할 수 있습니다.

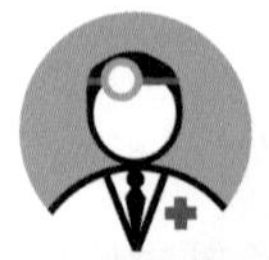

닥터's 코멘트

척추관 협착증은 60대 이상에서 발병률이 높은 질환이지만 나이가 들수록 증상이 악화되기만 하는 것은 아닙니다. 척추관 협착증의 발생원인에 따른 유형 중, 신경근형의 경우에는 증상이 악화되기보다는 개선되기 쉬운 경향이 있다고 여겨집니다. 협착증 발병 초기에 주치의와 자세하고 정확한 상담을 한 후, 지속적인 치료와 셀프케어를 병행하시면 극복하지 못할 질환은 아닙니다.

2 협착증은 꼭 수술을 해야 하나요?

척추관 협착증 진단을 받으면 우선 비수술적인 치료와 보존요법을 통해 증상을 개선시키는 치료를 받게 됩니다. 통원치료가 가능하고 시간적으로, 심리적으로 비교적 부담이 적습니다. 수술을 하지 않더라도 척추관 협착증 증상이 개선되고 더 악화되지 않게 되어 삶의 질QOL을 유지하여 건강하게 지낼 수 있습니다.

그러나 보존요법을 3개월 이상 지속해도 간헐적 파행 등 증상개선이 되지 않거나 사지四肢의 저림, 마비, 보행장애, 배뇨/배변 이상 등 척수 압박으로 인해 일어나는 척수 증상이 지속될 경우에는 수술을 검토할 수 있습니다. 이러한 척수 압박을 방치해서 증상 및 장애가 악화되면 신경 장애가 진행되어 수술을 받은 후에도 마비나 저림 증상이 남아 회복되기 어렵기 때문입니다.

일반적으로 척추관 협착증 환자가 수술을 받는 시기는 다음 중 한 가지 이상의 증상이 나타났을 때 적절합니다.

① 하지에 강한 마비가 온다(무릎을 곧바로 펼 수 없고 발끝을 위로 들 수 없음)
② 배뇨 또는 배변장애가 있다
③ 간헐적 파행이 심하여 5m 이상 걸을 수 없다
④ 팔, 다리의 근력저하가 현저하다
⑤ 보존요법을 3개월 이상 하였지만 호전이 없다

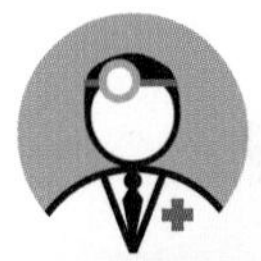

닥터's 코멘트

척추관 협착증 수술은 척추관 속 신경압박을 제거하는 것을 목적으로 합니다. 하지만 다른 수술과 마찬가지로 수술만 하면 모든 증상이 사라지고 완치가 되는 것은 아닙니다. 수술을 통해 신경압박을 일으키는 척추의 가령(加齡)변화를 치료하는 것이 아니므로 노화에 따른 증상이 재발될 수 있습니다. 수술 이후에 압박으로 손상되었던 신경은 회복되기까지 긴 시간이 소요되므로 완전한 증상 개선은 힘들 수 있습니다. 안정을 취하고 있어도 다리가 저리는 중증인 경우에는 수술을 받아도 개선되지 않을 가능성이 있습니다. 또한 수술과정에서 주변 근육과 인대의 손상을 일으킬 수 있어 회복과정에서 요통이 발생될 수 있습니다. 따라서 척추관 협착증으로 진단받을 경우 신중하게 수술여부를 결정할 필요가 있습니다.

3 배뇨장애, 배변장애는 무엇인가요?

척추관 협착증으로 진단받을 경우 발병기간에 관계 없이 수술이 필요한 것은 마미신경(馬尾神經, cauda equine) 장애를 일으켜서 일어나는 배뇨장애, 배변장애가 있을 경우입니다. 이러한 증상이 나타났을 때는 48시간 이내의 긴급수술이 필요합니다. 수술을 미루면 신경장애가 진행되어 수술을 받은 후에도 저림이나 요실금 등의 증상이 남는 경우가 있습니다.

마미신경은 방광, 직장과 밀접한 관계가 있기 때문에 척추관 협착으로 인해 마미신경이 압박을 받거나 장애를 일으킬 수 있습니다. 이렇게 될 경우 평소와는 다르게 배뇨 또는 배변이 내 의지에 따라 되지 않거나 배뇨, 배변 횟수가 현저히 늘거나 혹은 줄기도 합니다. 또한 골반의 감각이 둔해지거나 배뇨, 배변 시

회음부의 감각이상을 동반하는 경우도 있습니다.

일반적으로 마미신경 장애를 동반한 척추관 협착증의 저림 증상은 몸의 한쪽보다는 양쪽에 나타날 가능성이 있습니다. 따라서 협착증 진단을 받은 환자 중 배뇨장애, 배변장애가 없더라도 몸의 양쪽으로 저림이 있는 경우에는 배뇨장애와 배변장애가 나타나는지 세심하게 관찰할 필요가 있습니다.

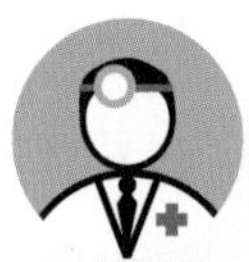

닥터's 코멘트

배뇨장애와 배변장애가 있다고 해서 척추관 협착증으로 진단되는 것은 아닙니다. 척추 마취 후유증, 수술 후 후유증, 척추 추간판 탈출증, 전립선 병증, 노화로 인한 기능저하 등 배뇨, 배변장애를 일으키는 원인은 다양합니다. 따라서 배뇨, 배변장애가 있을 경우 그 원인이 척추관 협착증 때문인지 다른 원인 때문인지 정확하게 판별하여 치료하는 것이 중요합니다.

4 한의원에서 협착증이 치료가 되나요?

척추관 협착증으로 진단받고 수술을 요하지 않을 경우, 3개월~6개월간 비수술적인 치료와 보존요법으로 치료받게 됩니다. 이후에도 증상이 개선되지 않거나 마미신경장애, 배뇨장애, 배변장애 등이 있을 경우에는 수술을 고려할 수 있습니다. 비수술적인 치료와 보존요법의 한 가지로서 다양한 한의학적 치료방법은 척추관 협착증 증상 개선에 큰 도움을 줄 수 있습니다.

척추관 협착증은 대부분 증상이 서서히 나타나며 악화도 가령加齡으로 인해 서서히 진행되는 경향이 있습니다. 이에 따라 협착증 환자들은 만성적인 경추통, 요통이 나타나면서 팔, 다리의 저림과 감각이상, 혹은 마비감이 나타나게 됩니다. 척추관 협착증의 치료 목표 또한 간헐적 파행, 통증, 저림, 감각이상 등의 증상을 개선시키고 삶의 질을 높이는 데 두게 됩니다. 이러한 치료와 삶의 질을 향상시키는 데 있어서 다양한 한의학적 치료는 좋은 치료 방법이 될 수 있습니다.

건강보험심사평가원 의료통계정보에 따르면 척추관 협착증 환자는 5년 사이 약 30%가 늘었으며(2018년 기준 164만 9222명) 연평균 7만 3000명 이상 증가하는 추세입니다. 고령화와 검사진단장비의 발달로 인해 척추관 협착증이라는 질환에 대한 진단이 많아졌기 때문으로 추정됩니다. 하지만 척추관 협착증이라는 질환은 현대에만 존재했던 것은 아닙니다. 그 이전에도 척추관 협착증에서 나타나는 허리통증, 다리저림, 간헐적 파행, 감각이상, 마비감 등 다양한 증상을 호소하는 사람들이 많았습니다. 협착증 치료 목표에 있어서 이러한 증상의 개선효과가 높은 치료가 좋은 치료 방법이라고 할 수 있습니다. 따라서 현대뿐만 아니라 과거에서부터 척추관 협착증에 대한 치료를 하였고 효과가 좋은 한의학적 치료방법은 비수술적 치료의 좋은 방법이 될 수 있습니다. 또한 최근 연구결과에 따르면 한의학적 치료가 척추관 협착증 치료에 효과적인 치료가 될 수 있음이 입증되고 있습니다.[1)]

1) Effects of Traditional Korean Medicine Treatment On Lumbar Spinal Stenosis and Assessing Improvement by Radiological Criteria: An Observational Study'
출처 : Journal of Acupuncture Research 2017

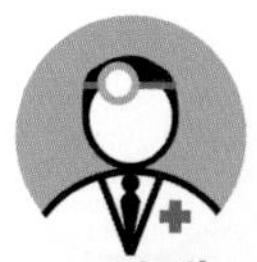

닥터's 코멘트

수술이 필요하지 않거나 비수술적인 방법으로 치료를 할 경우, 척추관 협착증을 한의원에서 치료받는 환자들이 많습니다. 가장 많은 불편감을 호소하는 간헐적 파행도 꾸준한 한의학적 치료를 통해 개선되는 경우가 많습니다. 통원치료가 가능하고, 비교적 간단한 치료방법을 통해 환자가 호소하는 증상을 개선시킬 수 있습니다. 따라서 증상이 재발이 되더라도 관리가 용이하며, 협착증 증상 개선에 따라 삶의 질을 높여 건강해질 수 있습니다.

5 한의원에서는 어떤 치료를 받나요?

한의학에서는 척추관 협착증을 크게 '요퇴통腰腿痛', '비증痺症', '위증痿症, '근맥비조筋脈痺阻', '마목痲木'의 범주에 포함시켜 예로부터 치료해 왔습니다. '퇴행성 요추 척추관 협착증 한의표준 임상진료 지침 2017'[2]에서도 권고하듯이 한의원에서는 ①침치료 ②한약(약물) 치료 ③봉독약침을 비롯한 약침치료 ④뜸요법 ⑤부항요법 ⑥추나 ⑦도침(침도)요법 ⑧한의물리요법 등 다양한 방법으로 치료를 하고 있습니다.

한의원에서는 모든 환자에게 일률적이고 대증적對症的인 방법으로 치료하는 것이 아니라, 환자의 개별 몸

2) 퇴행성 요추 척추관 협착증 한의표준 임상진료 지침 - G-KoM, 대한침구의학회 2017

상태, 체질, 증상, 치료목표 등을 종합적으로 고려하여 치료하게 됩니다. 위에 있는 다양한 치료 방법들을 활용하여 협착증 환자에게 맞춤처방을 내려 치료할 수 있습니다.

척추관 협착증은 재발이 될 가능성이 높은 질환입니다. 협착증 진단 초기에 적절한 치료를 통해 증상을 개선시키는 것도 중요하지만, 재발이 안 될 수 있게 근본적인 척추건강을 증진시키는 것도 중요합니다. 또한 재발이 되더라도 빠른 대처로 증상이 악화되지 않게 하는 것이 중요합니다. 한의학적 치료방법은 통증을 감소시켜 삶의 질을 높이기도 하지만 근본적인 척추건강을 증진시키는 효과가 있기 때문에 척추관 협착증 치료에 좋습니다.

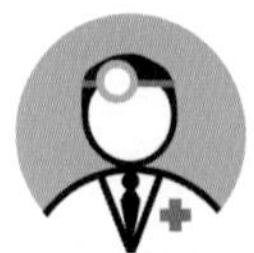

닥터's 코멘트

물리적인 척추뼈의 변형으로 인해 척추관이 좁아지거나 협착이 생긴 것에 대해 비수술적인 치료와 보존요법을 하면 증상을 개선시키는 것이 충분히 가능하지만, 좁아져 있는 척추관이 넓어지지는 않습니다. 이럴 경우 환자의 생활습관, 노화, 스트레스 등으로 시간이 지나 다시 증상이 재발되기 쉽습니다. 이에 따라 한의원에서의 치료 목표도 협착증으로 인한 불편함(간헐적 파행, 요통, 저림, 감각이상 등)을 감소시키고 삶의 질을 높이며, 재발이 안 되도록 꾸준한 관리를 받는 것으로 설정하는 것이 좋습니다.

6 침치료만으로는 치료할 수 없나요?(+도침)

건강보험통계에 따르면 한의원에 내원하는 환자의 다빈도상병명 1위부터 10위까지 중, 9개의 상병명이 근골격계 질환으로 보고되었습니다.[3] 그중에는 척추관 협착증 환자들이 호소하는 허리통증, 목통증 등 통증도 포함되어 있습니다. 그만큼 한의원에 척추부통증 환자들이 많이 내원하여 치료받고 있다는 것입니다. 척추관 협착증의 비수술적인 치료방법에 있어 침치료는 허리통증, 목통증, 등통증과 다리저림, 감각이상, 간헐적 파행 등의 증상을 개선시키는 데 효과적입니다.

최근 국제학술지에서도 척추관 협착증 치료에 있어

3) 건강보험심사평가원 '건강보험통계연보2018' (676p)

침치료의 효과가 운동요법이나 약물요법보다 훨씬 더 효과적이라는 연구결과가 보고되었습니다. 또한 척추관 협착증 통증감소에 있어서 침치료가 새롭게 중요한 정보가 될 수 있다고 발표했습니다.[4] 이처럼 한의학의 주된 치료방법인 침치료가 척추관 협착증 치료에 있어서 좋은 효과를 보일 수 있습니다.

협착이 진행된 척추부 주변의 근육들은 수축성 긴장성 통증 또는 허혈성 통증을 유발하고, 만성적인 통증과 간헐적 파행으로 인해 척추부 주변 혈액순환의 장애를 일으켜 증상을 더욱 악화시킬 수 있습니다. 침치료는 국소적으로 작용하여 통증부 주변의 근육을 이완시키고 혈액순환을 증진시켜 허혈성 통증과 다리 저림 증상을 완화시킬 수 있습니다. 또한 통증 감소와

4) 'A comparative study of three conservative treatments in patients with lumbar spinal stenosis: lumbar spinal stenosis with acupuncture and physical therapy study (LAP study)'
출처: BMC Complementary and Alternative Medicine (2018)

더불어 퇴행적으로 악화되는 척추의 문제를 개선시켜 건강을 증진시키고, 재발을 예방하는 효과도 있습니다.

최근에서 침치료 방법 중에 하나인 도침요법(針刀, acupotomy 또는 침도)을 활용하여 척추관 협착증의 치료를 하고 있습니다. 10여 년 전부터 중국학술지[5)6)]에서 척추관 협착증의 치료 방법으로 소개가 되었으며, 한국에서는 중국식 도침요법을 개선하여 활발히 치료에 응용하고 있습니다.[7)] 도침요법은 침 끝이 칼처럼 생긴 도침을 이용하여 척추 사이, 주변의 인대와 근육에

5) 'Lumbar spinal stenosis clinical acupotomy therapy'
출처: Modern Journal of Chinese Medicine, vol. 18, no. 12 (2009)

6) 'Clinical study of lumbar spinal stenosis small acupotomy treatment'
출처: Chinese Medicine Publish Company, vol.2, no. 7 (2010)

7) Effects of Wonli Acupuncture Procedure in Patients with LSS: A Clinical, Retrospective Study'
출처: Hindawi Publishing Corporation Evidence-Based Complementary and Alternative Medicine Volume (2014)

발생한 유착을 풀고 통증과 염증을 완화하는 치료방법입니다.

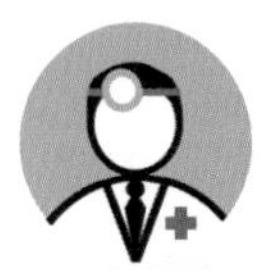

닥터's 코멘트

실제로 한의원에서는 침치료와 도침치료뿐만 아니라 한약, 약침(봉침), 뜸, 부항, 추나, 한의물리요법 등 다양한 치료방법을 이용하여 척추관 협착증에 대한 치료를 하고 있습니다. 1차적으로 간헐적 파행, 통증, 저림, 감각이상 등 증상의 호전을 목표로 치료를 하며 2차적으로 척추건강강화 및 재발방지, 삶의 질 향상을 목표로 치료하고 있습니다. 또한 이렇게 다양한 치료방법을 활용하여 환자 개개인의 증상과 상태에 맞춘 '맞춤처방'을 내려 치료하게 됩니다.

7 봉침이 꼭 필요한가요?

봉침치료는 벌에서 추출한 봉독Bee Venom에서 유효한 성분 40여 가지를 추출한 물질을 경혈점과 통증부위에 놓는 치료입니다. 봉독은 소염, 항염작용[8]에 효과가 있을 뿐만 아니라 진통작용, 면역기능 조절작용, 신경장애 개선, 혈액순환 개선, 호르몬 분비 촉진 작용도 있습니다.

고대 메소포타미아 문명과 이집트 문명에서도 벌꿀이 약으로 쓰인 기록이 남아 있으며, 히포크라테스는 벌침을 '신비의 의약'이라고도 불렀습니다. 또한 한의학 최초의 침구서적인 『마왕퇴의서』에도 봉침치료에

8) 'Effects of bee venom on the por-inflammatory responses in RAW264.7 macrophage cell line'
출처 : Journal of Ethnopharmacology 2005

대한 기록이 남아 있습니다. 이후 1800년대 중반 프랑스에서 류머티즘관절염에 봉독을 이용하여 치료한 논문이 발표되기도 했습니다. 최근에는 만성 요통 환자의 통증감소와 삶의 질을 개선시키는 새로운 치료 수단으로 학술지에 발표되기도 했습니다.[9] 이처럼 아주 오래전부터 벌에서 추출한 봉독의 소염, 진통효과를 활용하여 통증질환에 사용되고 있습니다.

봉침치료를 통해 척추관의 협착으로 인해 발생되는 척추신경 주변의 염증과 통증을 감소시키고, 혈액 순환을 개선시켜 근육통과 허혈성 통증도 치료할 수 있습니다. 협착증이 진행될수록 척추 신경을 압박하여 염증을 일으키고 혈액순환 장애를 일으키기 때문에 간헐적 파행, 통증, 저림 증상이 심해질 수 있습니다. 비수술적 치료방법으로 봉침치료는 이러한 증상의 악

9) Role of bee venom acupuncture in improving pain and life quality in Egyptian Chronic Low Back patients
출처: Journal of Applied Pharmaceutical Science Vol.7 2017

화를 억제하고 예방하는 효과가 있어 좋습니다.

척추관 협착증의 증상과 현재의 상태, 예후를 종합적으로 진단하여 소염-진통효과가 뛰어난 봉침치료를 병행하면 좋은 효과를 볼 수 있습니다.

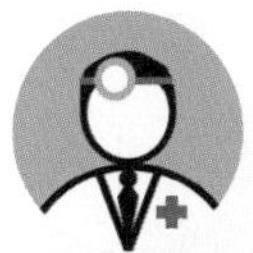

닥터's 코멘트

요통, 골반통 등으로 통증과 염증이 심할 경우 보존요법으로 스테로이드 주사(염증을 줄이는 효과가 있어 각종 염증성 통증질환에 사용되는 치료방법)를 맞는 경우도 있습니다. 스테로이드 주사는 반복적으로 장기간 사용할 수 없기 때문에 만성 통증을 유발하는 협착증 치료에서 한계점이 있습니다. 더 이상 스테로이드 주사를 투여하지 못하는 환자분들이 봉침치료를 통해 많은 효과를 보고 있습니다.

봉침치료는 봉독으로 인한 알러지 면역반응으로 치료 이후 불편함이 있을 수 있으니, 한의사와 자세한 상담 후 봉침치료 가능여부를 확인한 후 치료받으시는 것이 좋습니다. 또한 봉침치료 단독요법보다는 다양한 한의학적 치료와 병행하시면 훨씬 더 효과가 좋습니다.

8 저는 벌 알러지가 심한데 치료 방법이 없나요?

봉침치료는 봉독Bee Venom의 소염, 진통작용을 이용하여 척추관 협착증과 같은 염증 및 통증성 질환에 사용되는 치료방법입니다. 하지만 봉독은 사람에 따라 봄철 꽃가루 알러지처럼 급성 알러지 반응anaphylaxis[10), 피부과민반응, 가려움증, 혈압저하 등을 유발할 수 있습니다. 따라서 알러지 반응이 심하신 분들은 소염, 진통효과가 뛰어나지만 봉독성분이 없는 약침요법을 사용해서 척추관 협착증 치료를 받으실 수 있습니다.

약침요법pharmacopuncture이란 염증감소, 통증감소, 혈액순환개선, 저림증상감소, 근육긴장이완에 효과

10) 항원-항체 면역 반응이 원인이 되어 발생하는 급격한 전신 반응 및 쇼크증상

가 좋은 한약재를 조합하고 순수하게 정제하여 통처와 혈자리에 직접 자입하는 한의학 고유의 치료 방법입니다. 통증부위에 한약의 효과와 침의 경혈 작용이 신속하고 정확하게 일어나도록 하여 치료하는 방법입니다. 봉독을 제외하고 한약성분을 정제한 약침으로 알러지 반응이 있는 환자에게 많이 사용되는 치료입니다. 적은 자극량에 비해 효과가 빠르고 좋으며, 통증부위의 경혈에서 경락작용을 일으켜 지속적으로 치료효과가 유지되는 장점이 있습니다. 또한 시술이 간편하여 반복적으로 치료를 받으실 수 있습니다.

약침요법은 다른 통증질환에도 많이 사용하고 있는 한의학적 치료 방법으로, 척추관 협착증 환자들이 호소하는 다양한 증상에 따라 맞춤처방으로 사용할 수 있습니다. 최근 난치성 질환으로 여겨졌던 척추관 협착증 치료에 있어, 효과가 입증된 약침요법이 국제 학

술지에 발표되기도 했습니다.[11)]

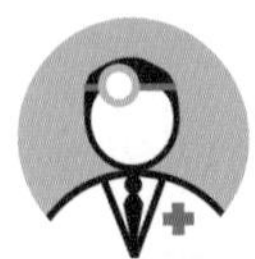

닥터's 코멘트

한의원에서는 봉침치료, 약침치료뿐만 아니라 환자의 체질과 몸상태에 맞춰서 적절한 비수술적 요법을 사용하여 치료하고 있습니다. 척추관 협착증 환자들은 모두 같은 증상을 호소하는 것이 아니라, 서로 다른 다양한 병변과 증상 및 예후를 가지고 있습니다. 이에 따라 한의사는 환자를 해부구조학적, 한의학적으로 진단하여 통증을 감소시키고 삶의 질을 향상시킬 수 있도록 치료하게 됩니다.

11) 'Effects of SHINBARO2 on Rat Models of Lumbar Spinal Stenosis'
출처 : Mediators of Inflammation (2019)

9 협착증에 추나요법이 필요한가요?

추나요법은 비틀어진 척추 및 관절을 손으로 밀고 당기어 몸의 구조를 바로잡아 통증을 완화하고 척추 주변조직 근육, 인대, 신경의 기능을 원활하게 하는 한의학적 수기요법입니다. 신경근육계 및 근골격계의 기능적, 구조적 불균형을 바로잡아 통증, 저림, 감각 이상, 운동장애, 혈액순환장애를 치료합니다. 한의사는 환자의 구조적, 기능적 불균형을 종합적으로 진단하고 추나테이블을 이용하여 몸의 불균형을 바로잡게 됩니다.

척추관 협착증을 진단받은 환자분들 대부분은 골반-척추뼈의 틀어짐을 동반하고 있습니다. 척추뼈의 균형이 떨어지고 구조적으로 불안정하게 되면 척추관 협착증의 증상들이 더 악화됩니다. 척추 주변의 허혈성 근육긴장과 혈액순환 장애로 인한 통증 및 저림증상이 심해져 간헐적 파행증상도 악화됩니다. 따라서 추나요법을 통해서 척추의 불균형을 바로잡아, 척추관 협착증으로 인한 불편감을 개선시킬 수 있습니다.

추나요법은 한의사가 직접 손으로 하는 교정요법으로 척추뼈의 불균형을 바로잡는 효과적인 치료방법입니다. 안전하고 반복적인 치료가 가능하여, 간헐적 파행과 통증 및 저림이 심한 초기치료에서부터 재발 방지 및 관리단계까지 모두 활용될 수 있습니다. 다른 비수술적 치료와 보존요법과 달리 추나요법은 직접적으로 환자의 척추의 불균형을 바로잡기 때문에 더 좋은 치료효과를 기대할 수 있습니다.

일반적으로 척추관 협착증의 치료는 수술이 꼭 필요하지 않은 경우, 3개월-6개월 정도 비수술적 요법과 보존요법을 시행하게 됩니다. '퇴행성 요추 척추관 협착증 한의 표준 임상 진료 지침'에서도 척추관 협착증치료에 추나요법을 고려하도록 권고하고 있습니다.[12] 추나요법은 다른 한의학적 치료와 병행하시면 더 효과가 좋습니다.

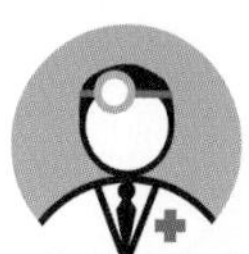

닥터's 코멘트

2019년 4월부터 추나요법이 건강보험에 적용되면서 환자가 부담하는 비용이 추나요법 방법에 따라 50%에서 최대 80%까지 줄어들었습니다. 척추관 협착증과 같은 근골격계 질환에 해당하는 환자는 1년에 20회까지 건강보험 혜택으로 추나요법을 받으실 수 있습니다.

12) 퇴행성 요추 척추관 협착증 한의표준 임상진료 지침 - G-KoM, 대한침구의학회 2017

10 한약으로 치료할 경우 어떤 약을 복용하게 되나요?

한의학의 가장 큰 특징 중에 하나는 사람과 증상에 따라 치료방법 및 한약처방이 다르다는 것입니다. 같은 척추관 협착증으로 진단을 받았더라도 환자에 따라 호소하는 증상이 천차만별이고 발병원인과 치료 목표도 다릅니다. 체형, 체질, 회복력 등도 사람에 따라 모두 다르기 때문에 개개인의 증상과 몸상태에 맞춘 처방을 내려 치료하면 더 효과적입니다. 한의원에서 처방하는 한약치료도 마찬가지로 척추관 협착증을 호소하는 환자의 증상과 상태에 따라서 다르게 하게 됩니다. 또한 같은 환자라고 해도 병변이 진행되고 호전-악화됨에 따라서 나타나는 증상이 변하게 됩니다. 이에 따라 한약도 증상과 몸 상태에 맞춰 바뀌어 처방

됩니다.

한의학에서는 척추관 협착증을 크게 '요퇴통腰腿痛', '비증痺症', '위증痿症, '근맥비조筋脈痺阻', '마목痲木'의 범주로 진단하여 치료하게 됩니다. 하지의 근력저하 또는 탈력증은 '위증痿症', 저림증상은 '비증痺症', 감각이상과 간헐적 파행증상은 '마목痲木', 근육의 허혈성 수축 또는 혈액순환장애는 '근맥비조筋脈痺阻'라 할 수 있습니다. 척추관 협착증 환자들이 호소하는 증상을 한의학적 진단으로 구분하여, 각각의 '증症'마다 각기 다른 한약을 처방하게 됩니다. 이러한 '증症'들은 허준이 편찬한 『동의보감』에서도 자세하게 설명[13]이 되어 있으며 각각의 '증症'에 따른 한약처방도 기록되어 있습니다.

13) "臟因肺熱葉焦. 發爲痿躄", "陽明 虛則宗筋縱 帶脈不引 故足痿不用也", "痿 謂 手足痿弱 無力以運動也"라 하여 肺熱, 陽明虛로 인해 痿病, 手足痿弱이 발생한다고 되어 있고 이러한 설명은 간헐적 파행과 하지의 탈력, 근육이상, 하지통증 및 저림과 일치한다.

일반적으로 척추관 협착증의 치료 초기에는 통증을 줄이기 위한 한약을 처방하고, 통증이 어느 정도 줄어들면 척추 주변의 근육을 강화시키고 몸을 보補하는 한약을 처방합니다. 척추관 협착증은 만성 요통을 유발하거나 호전되었다가 증상이 재발하는 경우가 많기 때문에 주요 증상을 개선시키고 난 후, 재발방지 및 다른 질환으로의 이환을 방지하는 한약을 처방하여 치료합니다. 대표적인 한약 처방으로는 독활기생탕, 오적산, 육미지황탕, 보양환오탕, 신통축어탕[14]이 있습니다.

14) 퇴행성 요추 척추관 협착증 한의표준 임상진료 지침 - G-KoM, 대한침구의학회 2017

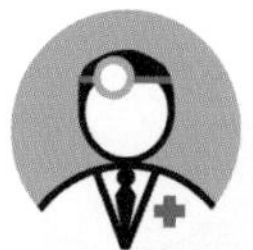

닥터's 코멘트

한약치료는 척추관 협착증 수술 후 재활과정에 있어 빠른 회복과 증상완화에 도움이 될 수 있습니다. 또한 경구용 소염·진통제를 장기간 처방받아 복용할 수 없는 경우 한약치료를 통해서 척추관 협착증의 치료를 할 수 있습니다.

11 일반적인 치료 기간은 얼마나 걸릴까요?

척추관 협착증은 사람에 따라서 증상과 통증 정도가 다르기 때문에 정확한 치료기간이나 예후를 확정하고 보편화하는 데 어려움이 있습니다. 하지만 일반적으로 척추관 협착증은 짧게는 3개월, 길게는 6개월까지 비수술적인 치료와 보존요법으로 치료하게 됩니다. 치료에도 호전이 없거나 배뇨, 배변장애 같은 마미신경 압박 증상이 있을 경우 수술치료를 하게 되고, 수술이 끝난 이후에도 3개월 정도 안정을 취하며 회복치료를 받게 됩니다.

초기 한 달 동안은 집중적으로 통증과 저림, 감각이상을 줄이는 치료를 합니다. 이후 3개월은 간헐적 파행 증상이 호전되어 삶의 질을 향상시키는 치료를 합니다. 어느 정도 일상생활에 불편함이 없을 경우 재발방지와 척추 건강 증진을 위해 6개월간 관리차원의 치료를 하게 됩니다.

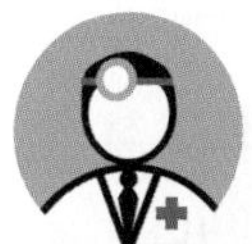

닥터's 코멘트

척추관 협착증 환자의 치료기간이나 예후를 설명드릴 때 '고혈압'에 빗대서 설명을 하기도 합니다. 일반적으로 고혈압으로 진단이 되면 초기에는 고혈압을 유발하는 원인을 찾아 혈압을 낮추는 데 치료목표를 두고, 어느 정도 혈압이 내려가면 3–6개월에 한 번씩 정기적으로 혈압검사를 받고 혈압약을 처방받아 복용하게 됩니다. 고혈압은 한번 진단이 되면 평생 혈압조절을 하면서 건강하게 살려고 노력해야 합니다.

마찬가지로 척추관 협착증도 초기에는 통증과 저림을 감소시키는 데 집중하고, 불편감이 어느 정도 호전될 경우 삶의 질을 높이며 재발이 안 되도록 꾸준하게 관리차원의 치료를 병행하게 됩니다. 고혈압도 평생 관리하면서 혈압약을 복용하는 것처럼, 척추관 협착증도 한번 발병이 될 경우 평생 꾸준한 치료 관리로 건강한 삶을 유지할 수 있도록 해야 합니다.

척추관 협착증은 60세 이상에서 발병률이 현저하게 높아지는 것으로 보아, 병의 원인이 대부분 퇴행적으로 척추가 약해지며 변화하거나 노화됨으로 인해 나타난다고 봅니다. 척추관 협착증으로 진단받을 경우 적절한 치료와 관리를 하지 않으면 증상은 더 악화될 가능성이 많습니다. 따라서 수술로 증상이 호전되더라도 꾸준한 치료와 관리를 하여 재발방지와 함께 건강을 유지하셔야 합니다.

12 협착증 치료 STORY

● 〈치험례 1〉 – 침 + 한약

최○○(여, 49)

2019년 12월 요추 4번, 5번 사이 척추관 협착증을 진단받고 정형외과에서 신경블록 시술을 받았으나 호전은 없었습니다. 증상이 지속되어 지인소개로 2020년 2월 초 한의원에 내원했습니다.

요추 협착증과 함께 요추 추간판 탈출증(허리디스크)도 진단받아 허리통증과 다리 저림이 극심한 상태였습니다. 주로 걸어 다니거나 서서 일하는 직업이었는데, 척추관 협착증으로 인해 다리가 저려 5분도 걷기가 힘들었으며, 저림과 함께 나타나는 허리통증이 심하여 일을 쉬면서 한의원에서 통원치료를 하기로 결정하였습니다.

초기 2주간 6회의 침 치료에 전혀 반응이 없어 허리의 어혈을 제거하고 염증을 줄여주는 한약 처방을 병행하였습니다. 침 치료와 한약치료를 병행하여 2주간 더 치료받은 후에는 간헐적 파행이 호전되어 처음보다 오래 걸을 수 있게 되었고, 그 이후 2주간 6회의 치료 이후 요통이 현저히 줄어들고 허리가 많이 부드러워지게 되었습니다.

침과 한약 치료를 병행하여 치료 두 달 후에는 한 시간을 걸어도 통증과 저림이 없었다고 했습니다. 이후에도 한 달 동안 꾸준한 침 치료를 받은 결과 일상생활에서 요통과 다리 저림이 전혀 없고 간헐적 파행도 없어지게 되었다고 했습니다.

통증이 사라지고 나니 삶의 질이 매우 높아졌고 복직을 하게 되어 고맙다고 하면서, 그동안 통증으로 짜증도 많고 우울했는데 이제는 살 것 같다고 좋아했습니다.

이 환자분은 고령의 퇴행성 디스크가 아닌 디스크 탈출로 인한 협착증이었기 때문에 증상이 심했지만 호전도 아주 빠른 편이었습니다. 디스크 탈출로 인한 염증은 봉약침 치료로 더 빨리 좋아질 수 있는데, 봉약침 치료 대신 한약을 꾸준히 복용하신 덕분에 염증이 빠르게 없어졌습니다.

● 〈 치험례 2 〉 – 침 + 한약

차○○(남, 57)

2018년 초 요추 척추관 협착증을 진단받고 비수술적 치료와 보존요법을 받아 통증과 저림이 어느 정도 호전되었으나, 지속적으로 요통과 하지의 저림 증상이 있어 2019년 10월 한의원에 내원했습니다. 증상이 심하여 일상생활이 불가능하거나 집중적으로 치료가 필요한 상태는 아니었지만 은은히 지속되는 허리, 골반의 통증과 간헐적으로 나타나는 다리 저림으로 오랜 기간 동안 삶의 질이 많이 떨어져 있는 상태였습니다. 이에 치료 목표도 통증과 저림을 줄이면서 허리의 근육을 강화시키고 재발이 되지 않도록 치료 및 관리하는 것으로 설정했습니다.

증상이 심할 경우 주 3회, 증상이 유지될 경우 주 2회, 증상이 거의 없을 경우 재발방지 및 근육강화를 위해 주 1회의 침 치료를 했습니다. 초기 한 달의 치료 이후 그동안 더 이상 좋아지지 않을 것 같았던 허리, 골반의 통증과 다리 저림이 좋아지기 시작했습니다.

꾸준한 치료를 통해 증상이 많이 좋아져서 이후 주 2회 침

치료를 받은 결과 통증은 없어졌는데, 허리와 골반에 힘이 없는 느낌이 아직 남아 있었습니다. 허리와 골반의 순환을 도와주고 힘을 길러주는 약재들을 위주로 한약 처방을 해 드렸고, 3개월 동안 꾸준히 복용하신 후 허리가 부드러워지고 힘이 잘 들어가기 시작했습니다.

현재는 통증과 저림은 거의 없는 상태가 되었지만 척추관 협착증의 재발방지와 척추 건강을 위해 주 1회 꾸준히 침 치료를 받고 있습니다. 척추관 협착증은 꾸준한 관리가 중요한데, 다행히 환자분이 치료와 관리를 잘 해주셔서 재발하지 않고 잘 지내고 계십니다.

● 〈 치험례 3 〉 – 도침요법

윤○○(남, 65)

2018년 겨울 양쪽 허벅지 후면의 저림이 심하여 병원에서 검사를 받았고, MRI검사 후 요추 척추관 협착증을 진단받았습니다. 보존요법으로 주사치료를 10회 받았으나 호전이 없어서 2019년 5월 한의원에 내원했습니다.

10회의 주사치료로도 호전이 없어 소염진통제를 6개월분이나 처방받아 복용해 왔지만 통증과 허벅지 저림은 줄어들지 않았습니다. 허리 주변의 근육이 상당히 굳어있어 움직임이 제한되어 있었고, 다리 저림 증상이 현저했습니다. 허리의 강하게 굳은 근육이 협착된 부위를 자극하고 있는 상황으로 판단하고, 강하게 굳어있는 부분을 먼저 빠르게 풀기 위해서 도침치료를 시행했습니다.

첫 도침치료 이후 드라마틱하게 허리가 부드러워졌다고 했습니다. 이후 침 치료와 도침치료를 격일로 번갈아 두 달 동안 매일 치료한 결과 허리골반 통증이 거의 없어졌으며, 양쪽 허벅지 후면이 저린 느낌도 많이 좋아졌습니다.

평소 골프를 좋아하셨지만 척추관 협착증으로 어쩔 수 없이 중단했는데, 증상이 없어져서 다시 18홀을 다 돌 수 있을 정도로 좋아졌다고 많이 기뻐하시던 모습이 기억이 납니다. 이후 20회의 침 치료 및 도침치료를 진행하여 협착증 증상이 없어져 치료를 종결했습니다.

평소 운동을 즐기셨던 분이라 근육이 강하게 굳기 시작하자 잘 풀리지 않았던 분이었습니다. 도침요법처럼 굳고 유착된 근육과 인대를 풀어 주는 치료로 반응이 잘 오신 것은 굳어 있는 부위만 풀어 주고 나면, 다른 부분의 근력이 강해서 체중의 분산이 잘되었기 때문으로 보입니다.

● 〈 치험례 4 〉 – 봉침, 약침요법 + 한약

구○○(남, 70)

2018년 2월 MRI촬영을 하고 요추 척추관 협착증 진단을 받았습니다. 봉침요법이 척추관 협착증 치료에 좋다는 소문을 듣고, 지인의 소개로 한의원에 내원했습니다. 내원 당시에는 간헐적 파행과 다리 저림이 심한 상태였습니다. 허리를 앞으로 숙이면 다리 저림이 줄어들고, 허리를 뒤로 젖히면 다리 저림과 요통이 증가되는 전형적인 척추관 협착증 증상을 호소했습니다.

초기 매일 5회의 봉침치료를 시행했습니다. 초반 1주일의 집중치료 후 허리에서부터 다리까지 당기는 증상이 조금 줄어들고 요통도 조금 줄어들었습니다. 이후 두 달간 격일로 봉침치료를 받으면서 점점 더 다리 저림이 나아졌고, 오래 걸을 수 있게 됐습니다.

척추 근육 강화와 재발방지를 위해, 요추의 혈액순환을 증진시키고 근육이완에 효과가 있는 한약을 처방하고, 봉침 대신 허리 순환을 도와주는 약침요법으로 변경하여 두 달간 격일로 치료를 받았습니다. 그 결과 허리 움직임이 부드러워졌으며 가동범위도 늘어나서 운동도 할 수 있을 만큼 좋아졌습니다.
일상생활에 지장이 없을 정도로 통증과 저림이 많이 호전되어 치료를 종결하였으나, 같은 해 겨울 철봉 매달리기와 허리 신전운동을 무리하게 하고 난 뒤 협착증 증상이 재발되어 다시 내원하셨습니다. 이후 한 달간 봉침과 약침치료를 병행한 결과 다시 증상이 호전됐습니다.
1년에 한 번씩 요통을 호소하여 치료를 받으러 오시는데 처음처럼 심한 통증과 저림 증상은 나타나지 않고 있습니다. 초반부터 봉침치료를 집중적으로 받으신 것이 좋은 결과를 낸 것으로 생각되는 분입니다. 이후 분기별로 꾸준하게 한약을 복용하시면서 관리를 해 주셔서 다행히 그 이후로는 척추관 협착증의 증상이 나타나지 않고 있습니다.

● 〈 치험례 5 〉 – 약침요법 + 한약

김○○(여, 82)

2019년 4월 허리, 골반 통증과 우측 다리 저림이 심해 요추 MRI검사를 받고 요추 척추관 협착증으로 진단을 받았습니다. 같은 병원에서 보존요법으로 3회의 주사치료와 소염진통제를 처방받았지만 호전이 없어 한의원에 내원했습니다. 한의원 치료는 처음이고 자극에 상당히 예민한 환자였지만 치료방법, 효과, 예후에 대한 충분한 설명을 듣고 나서 자극이 적은 약침요법을 통해 치료를 시작했습니다.

나이와 증상을 고려하여 초기 한 달 동안 매일 약침치료를 받도록 했습니다. 8회 치료까지는 별다른 호전이 없다가 9회째 치료 후, 그 다음 날 아침에 허리가 많이 편해졌다 했습니다. 오후가 되어 다시 증상이 악화되었지만, 처음으로 허리가 편해져서 좋아했습니다. 이후 이어진 10회 치료 동안 지속적인 호전을 보였고, 매일 약침치료를 지속하여 한 달 후에는 걷는 것도 편해지고 허리통증도 많이 줄었다고 했습니다.

이후 두 달간 치료를 지속했습니다. 생활은 많이 편해졌는데 10% 정도 남은 증상이 호전이 잘 되지 않아, 요추부 순환을 돕고 허리 주변 조직을 강하게 해주는 한약치료를 권해 드렸습니다. 한약을 복용하면서 치료를 지속하자 남은 증상도 점점 소실되기 시작했습니다.

반년 동안의 꾸준한 치료로 증상이 많이 좋아졌고, 허리가 편해지니 살맛이 난다고 했습니다. 현재는 불편함이 전혀 없는 상태이고 관리를 위해 주1회 약침치료를 받고 있습니다.

연세가 적지 않아 허리의 인대와 근육이 많이 약해져 있는 상태였기 때문에 마지막 남은 증상이 잘 없어지지 않았는데, 한약치료를 병행하여 치료 효과를 돕기 시작하자 남은 증상도 없어졌습니다. 침 치료를 두려워하셨던 분이지만 본인이 의지를 가지고 꾸준히 집중 치료하셔서 좋은 결과를 얻었던 분입니다.

● 〈 치험례 6 〉 – 추나요법

허○○(여, 64)

2019년 10월 갑자기 발생한 허리, 골반의 통증과 극심한 다리 저림으로 요추 추간판 협착증을 진단받았습니다. MRI검사 결과 요추부 척추관이 좁아져 있으며 척추뼈의 구조적 불균형도 보였습니다. 약간의 척추측만증과 일자허리 소견도 있었습니다. 척추의 구조적 불균형이 심해 협착증 증상이 현저하게 나타난 것으로 진단하고 추나요법으로 치료를 시작했습니다.

초기 한 달은 극심한 다리 저림과 허리골반의 통증을 줄이기 위해 추나 요법과 약침치료를 병행했습니다. 8회의 추나 요법 이후 극심했던 다리 저림이 현저히 줄어들었으며, 허리가 한결 부드러워졌습니다. 틀어졌던 척추-골반도 교정되어 허리의 곡선도 좋아지기 시작했습니다. 다리 저림과 요통의 감소로 간헐적 파행도 호전을 보여 오래 걸을 수 있게 됐습니다. 척추관 협착증으로 인해 운전을 전혀 할 수 없었다가 추나 치료 후 다시 운전을 할 수 있게 돼서 많이 기뻐했습니다.

이후 12회의 추나 요법을 통해 통증과 다리 저림 모두 소실됐고 척추의 균형도 좋아져서, 오히려 허리가 협착증 진단 전보다 훨씬 더 가벼워졌다고 했습니다.
척추관 협착증을 앓고 있는 대부분 환자분들이 골반의 불균형을 가지고 있습니다. 이런 상태에서는 추나요법을 통해 골반의 균형을 회복하고, 부담을 많이 받고 있는 허리의 관절을 열어 주는 것이 좋습니다. 이 환자분도 골반 차이가 심했던 분이었는데, 환자의 상태에 맞춘 한의학적 치료와 추나 요법을 통해 증상이 개선되었습니다. 꾸준히 더 치료한 결과 허리 건강도 증진시킬 수 있었습니다.

● 〈 치험례 7 〉 – 도침 + 추나요법

박○○(남, 59)

2017년부터 1년 이상 지속되는 요통으로 진통소염제를 복용하고 물리치료를 받았지만 호전이 크게 없었습니다. 거기에 다리 저림까지 나타나서 MRI검진 결과 요추 척추관 협착증 진단을 받았습니다.

직업이 선생님으로 오래 서서 일했던 분이었습니다. 오래 서 있는 자세로 인해 척추의 구조가 변형되고 협착이 진행되었고 특히 요추부 근육긴장이 심한 상태였습니다. 진통소염제를 복용할 때는 일시적으로 통증과 다리 저림이 완화되었지만 오후에 퇴근할 때면 요통과 다리 저림, 간헐적 파행이 있었습니다. 보존요법으로 주사치료 5회를 받았으나 큰 호전이 없어서 수술을 고려할 수 있다고 진단을 받았습니다. 비수술적인 방법으로 치료를 더 받기 위해, 2019년 4월 한의원에 내원했습니다.

도침치료 1회 이후 요통이 약간 증가되는 것 같았으나, 서 있을 때와 허리 움직일 때 훨씬 가벼워졌다고 했습니다. 이후 일반 침 치료와 도침치료를 격일로 번갈아 가면서 10회의 도침치료를 진행하였고, 요통 감소와 더불어 다리저림 증상이 현저히 좋아졌습니다. 서서 일할 때도 허리가 가벼워졌으며 퇴근할 때 심했던 다리 저림 증상과 간헐적 파행도 호전되었습니다. 1년 이상 지속되며 심해지는 요통과 다리 저림으로 인해 직업을 바꿔야 할지 고민하다가 치료 이후 일을 계속할 수 있을 것 같다고 좋아했습니다.

이후 척추 구조의 균형을 더 강화시키기 위해 도침치료와 추나 요법을 10회 더 실시하였고, 더 이상 통증과 다리 저림이 없어져서 치료를 종결했습니다.

평소 오래 서 있는 자세에서 골반의 불균형이 심했고, 이 불균형 때문에 척추에 가해지는 부담이 매우 컸던 환자분입니다. 꾸준한 추나치료를 통해서 골반의 균형을 바로잡고 도침치료로 근육을 풀어 주자 움직임이 좋아지고, 이후 서서히 염증이 없어졌습니다. 오래 서 계시는 직업이기 때문에 약침치료를 통해 꾸준한 관리를 더 하셨다면 재발이 없이 지내실 수 있었을 텐데, 이사 때문에 더 이상 치료를 할 수 없어 아쉬워하셨습니다.

● 〈 치험례 8 〉 – 추나요법 + 약침 + 한약

김○○(여, 61)

가끔씩 허리가 안 좋아서 의원에서 치료받았던 분인데, 어느 날 평소와는 다르게 지속되는 요통과 발가락이 저린 증상이 나타나서 대학병원에서 척추 MRI검사를 받고 요추 척추관 협착증을 진단받았습니다. 대학병원에서는 수술이 꼭 필요하지 않다고 진단하고, 보존요법과 비수술적 치료방법으로 3개월 정도 치료를 받도록 하였습니다. 영상진단 결과 일자허리와 골반의 틀어짐이 현저하였습니다. 골반에서부터 척추까지 이어지는 골반-척추 전반의 불균형이 척추관 협착증을 악화시킨 것으로 진단하고 추나요법을 위주로 하여 약침요법을 병행하는 치료를 하였습니다.

초기 일주일 동안 매일 추나요법과 약침요법으로 꾸준히 치료하여 발가락이 저린 느낌은 소실되었는데, 요통과 허리 불편함은 아직 비슷한 상태라고 표현했습니다. 골반-척추의 불균형이 오랫동안 지속되면서 주변 근육과 인대 등 구조물이 틀어진 상태로 고착되어, 다시 균형을 맞추기까지 시간이 필요하다고 진단했습니다.

이후 한 달간 10회의 추나요법과 약침치료를 병행한 결과 요통도 현저하게 줄어들었습니다. 골반-척추의 균형도 좋아져서 일자허리 소견이 완화되었습니다. 이후 골반-척추의 틀어짐이 재발되지 않도록 일상생활에서 운동, 스트레칭 및 관리법을 티칭해 드렸습니다.

이후 골반 균형을 유지하기 위해 주 1회씩 추나요법을 지속하였습니다. 추나 치료 이후 골반 균형이 맞아도 생활 습관이 좋지 않으면 다시 틀어지는 경우들이 종종 있습니다. 이 환자분은 골반이 맞은 이후에도 허리의 순환을 돕는 한약을 꾸준히 복용하고, 주 1회의 추나로 관리를 하셔서 균형이 맞은 상태를 유지할 수 있었습니다.

● 〈 치험례 9 〉 – 약침 + 한약

이○○(여, 70)

10여 년 전 요추 척추관 협착증 진단을 받고 수술을 하셨습니다. 수술 이후 2–3년간은 요통과 다리 저림, 간헐적 파행이 줄어들어서 생활에 크게 불편함이 없었지만, 이후 다시 다리 저림이 조금씩 증가하고 간헐적 파행이 생겼습니다. 수술 받기 전보다는 증상이 심하지 않았으나 지속되는 다리 저림과 간헐적 파행은 삶의 질을 계속 떨어뜨렸습니다. 이후 재수술이 어려워서 여러 가지 보존요법을 받아 오다가 2019년 3월 한의원에 내원하여 치료를 받으셨습니다.

만성화된 요통과 다리 저림, 간헐적 파행으로 약침요법에 대해 크게 기대하지 않았던 환자분은 5회의 약침요법 이후 다리 저림이 많이 줄어들어 걷는 것이 더 편해졌다고 하며, 한의원 치료에 신뢰감을 보이기 시작하셨습니다.

나이가 적지 않으시기 때문에 치료의 목표를 척추관 협착을 물리적으로 개선시키기보다는 다리 저림과 간헐적 파행을 줄여 삶의 질을 높이는 것으로 하였습니다. 이에 단기적이고 집중적인 치료보다는 지속적이고 장기적인 치료와 관리를 하도록 설명드리고, 주1회 약침요법과 더불어 한약처방을 병행했습니다.

6개월간 주1회 약침치료와 꾸준한 한약 복용으로 요통과 다리 저림이 없어졌으며 간헐적 파행도 현저하게 줄어, 이제는 어딜 가도 오래 걸을 수 있다고 했습니다. 증상이 많이 개선되었지만 재발가능성을 고려하여 현재까지 주1회의 약침치료를 받고 있습니다.

나사로 고정하신 분들도 상태에 맞는 추나요법들을 적절히 사용할 수 있기 때문에, 허리 수술을 하신 분들도 추나 요법을 병행하게 되면 더 빠른 호전을 보이는 경우가 많습니다. 이 분은 추나요법에 대해서 두려움이 있으셔서 시행하지 못했지만, 꾸준하게 치료에 임해주신 덕분에 증상이 없이 좋아질 수 있었습니다.

수술 후 재발하신 분들은 치료 기간도 더 오래 걸리고 호전 속도도 느립니다. 따라서 꾸준한 치료와 관리가 필요한데, 다행히 초반부터 허리의 순환을 돕는 한약처방을 병행해서 잘 호전되었고, 반년이 넘도록 꾸준히 치료를 따라와 주셔서 고통 없는 일상생활이 가능해졌습니다. 증상의 재발을 막기 위해 열심히 관리를 해 주시는 분이라 앞으로도 큰 변화 없이 건강히 지내실 것으로 보입니다.

● 〈 치험례 10 〉 – 도침 + 약침 + 다이어트

정○○(여, 65)

2016년 10월 허리통증과 다리 저림이 심해지고 간헐적 파행이 나타나 검사를 하고 요추 척추관 협착증으로 진단받았습니다. 비수술적인 치료로 호전을 보였으나 어느 정도 이상으로 증상이 개선되지 않아, 협착증 치료를 받았던 지인의 소개로 한의원에 내원하였습니다.

내원 당시 환자는 비만으로 인해 당뇨병과 고혈압, 고지혈증이 함께 있는 상태였습니다. 비만으로 인한 요추부 하중의 증가로 척추관 협착증이 악화되어 더 이상의 호전이 없는 것으로 판단하고 도침요법, 약침요법과 함께 다이어트를 병행하여 치료했습니다.

도침요법과 약침요법 1회 치료 후, 허리가 많이 가벼워져서 부드러워졌다고 했습니다. 이후 한 달간 주3회씩 총 12회의 도침, 약침 요법 후 간헐적 파행이 많이 줄어서 보행이 편해졌습니다. 다이어트를 병행하여 체지방을 4kg정도 감량하여 허리가 가벼워졌다고 했습니다. 다이어트 효과와 증상의 개선으로 그동안 고착상태였던 협착증 치료에 가능성과 자신감을 가지게 되었습니다.

이후 3개월간 주 2회의 도침, 약침요법과 꾸준한 다이어트를 병행하여 총 15kg의 체중감량을 성공하였고 요추 척추관 협착증도 많이 호전되어 치료를 종결하였습니다.
체중이 갑작스럽게 늘거나, 평소 체중이 많이 나가는 경우에는 허리에서 받는 부담이 매우 커집니다. 이런 분들이 추간판 탈출증이나 척추관 협착증이 발생하면 잘 낫지 않는데, 이런 상황에서 체중을 줄이면서 치료를 병행하면 좋아지는 분들이 상당히 많습니다.
다만 갑작스럽게 음식을 줄이거나 과도하게 굶는 다이어트를 할 경우에는 근육이 같이 감소해서 더 아파지는 경우들이 많습니다. 환자분은 체지방만 효과적으로 제거할 수 있는 한약 처방과 함께 식사량을 유지하고 건강한 몸을 찾을 수 있는 케토제닉 다이어트를 병행한 결과 근육량을 유지하면서 체중을 많이 줄일 수 있었고, 그 덕분에 척추관 협착증까지 같이 좋아질 수 있었습니다.

● 〈 치험례 12 〉 – 봉침, 약침요법 + 한약

변○○(여, 68)

2017년 경추와 요추의 추간판탈출증(허리디스크) 진단을 받고 치료를 받고 있었습니다. 간헐적 파행은 나타나지 않았다가 2019년 2월 증상이 생겨 MRI검사결과 요추 척추관 협착증도 진단을 받았습니다. 허리디스크와 척추관 협착증이 동시에 있는 상태여서 두 가지 질환에 모두 효과가 좋은 봉침요법과 약침요법으로 치료를 하기로 결정했습니다.

초기 5회 치료에 반응이 크게 오지 않아, 허리의 어혈을 제거하고 염증을 회복시키는 한약치료를 권해 드렸고, 환자분께서도 한약 복용을 원하셔서 한약 치료를 병행하였습니다.

한약 복용을 하면서 치료를 진행하니 치료 속도가 더 빨라졌습니다. 이후 10회 치료 이후 다리의 저림이 많이 없어진 상태가 되었습니다. 어느 정도 걷고 나면 다리가 저려오는 간헐적 파행은 아직 남아 있었는데, 다리와 허리에 힘을 길러주는 한약처방으로 변경하였고, 허리의 순환을 좋아지게 하는 약침치료를 병행하였습니다. 약 30회의 치료 후 간헐적 파행도 호전되어 걷는 데 불편함이 없어졌고, 다리 저림도 소실되었습니다.
초기 치료 이후 3개월이 지나서 다시 MRI검사를 한 결과 경추와 요추의 추간판탈출증은 거의 소실되었으나 척추관 협착증 소견은 남아 있는 상태였습니다. 증상은 많이 개선되어 치료 간격을 늘려 주1~2회 꾸준하게 치료를 하였고, 이후 증상의 재발이 없었습니다.
MRI검사 결과상으로 척추관 협착증이 의심된다고 해도 증상이 나타나지 않는 경우도 있기 때문에, 증상 재발을 막기 위해 허리에 힘을 길러 주는 한약을 3개월 더 복용하셨습니다.

5장

협착증에 좋은 운동 및 관리법

1 협착증인데 안정만 하고 있는 것이 좋은가요?

허리의 척추관 협착증은 조금만 움직여도 극심한 통증이 생기는 급성기에는 몸을 무리하게 움직일 필요가 없지만 참을 수 있을 정도로 통증이 감소되면 가능한 범위에서 몸을 움직이는 것이 좋습니다.

실제로 핀란드에서 급성 요통 환자 186명을 대상으로 한 연구에서 안정을 취한 그룹보다도 움직일 수 있는 범위에서 일상생활을 한 그룹이 3주 후, 12주 후 어느 쪽 시점에서도 요통이 빨리 회복되었다는 결과가 나타났습니다.

척추관 협착증인 사람은 고령자라도 무리가 되지 않는 범위에서 집안일이나 산책을 하거나, 외출하는 것이 좋습니다. 또한 통증이 생기지 않을 정도로 운동을 하는 것도 중요합니다.

아울러, 몸을 움직일 때에는 때때로 앞으로 구부리는 자세를 취하고 무거운 물건을 들어 올리지 않는 등, 통증이 되도록 생기지 않는 자세나 동작을 취하는 것이 중요합니다. 그렇게 하면 행동범위가 넓어져서 QOL(생활의 질)도 높게 유지할 수 있습니다. 하지만 너무 욕심내서 과도하게 하는 운동은 금물입니다.

특히 장시간의 조깅 등 힘든 운동을 주의해야 합니다. 척추관 협착증 환자는 통증이나 저림 때문에 평소에 몸을 많이 움직이지 않는 경우가 많으며, 다리의 운동신경이나 근육도 쇠약해졌을 가능성이 있습니다. 충분히 회복되기 전에 갑자기 달리면 중심을 잃고 넘어지기 쉬우므로 피하는 편이 좋습니다.

척추관 협착증 환자는 긴 거리를 걸으면 하반신 통증이나 저림으로 인해 걸을 수 없게 되는 간헐적 파행이 생기기 쉽습니다. 운동습관으로 워킹을 할 때에는 자주 쉬도록 합시다. 스트레칭이나 체조를 섞어서 무리하지 않는 범위에서 운동량을 확보하면 좋습니다.

또한 일상생활에서도 달리는 것은 금물입니다. 전철역이나 계단, 버스 정류장 등에서는 차를 놓칠 것 같더라도 달리지 마십시오. 차를 놓치더라도 늦지 않도록 충분히 여유를 가지고 행동하는 것이 좋습니다.

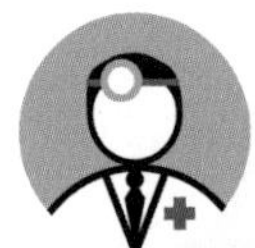

닥터's 코멘트

무거운 짐을 들어서 옮길 때 허리에 부담을 주지 않기 위해서는 요추의 전만(前彎)을 유지하는 것이 중요합니다. 먼저, 가능한 한 짐에 가깝게 앉은 후 한쪽 무릎을 지면에 닿게 하십시오. 이때 엉덩이 좌골 바로 위에 상반신이 오도록 신경 쓰고, 아랫배를 조금 앞으로 밀고 턱을 당깁니다.

이어서 짐을 약간 들어 올린 후 짐에 배꼽을 대고 몸에 밀착시키면서 고관절, 무릎, 다리의 힘으로 천천히 수직으로 들어 올립니다. 짐에서 몸이 떨어지거나 앞으로 숙이면 허리의 부담이 커지므로 주의합시다. 짐을 내려놓을 때에도 고관절과 무릎을 확실하게 구부린 후 내립니다.

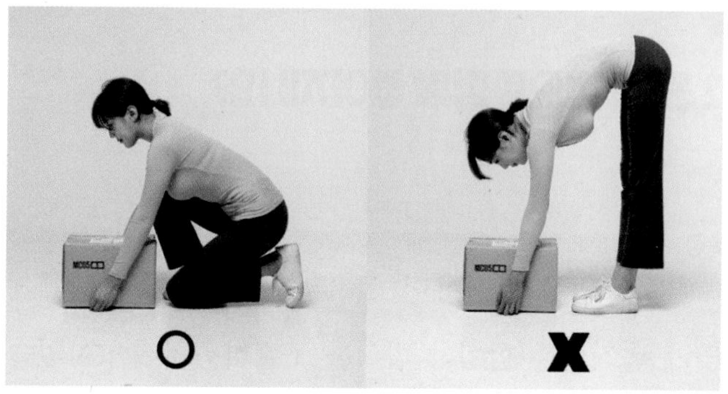

가능한 한 짐에 가깝게 앉고 무릎을 땅에 짚은 후에 짐을 들어 올린다.

2 운동요법으로 정말 좋아지나요?

운동요법은 부작용이 없으며, 환자분 스스로에게 맞게 움직이는 힘이나 범위를 조절하면서 할 수 있습니다. 올바른 자세와 방법으로 실시하면 안전성이 높은 치료법입니다.

허리 척추관 협착증에 대해서는 다음과 같은 효과가 있습니다.

1. 부풀어진 추간판을 원상복구하고 척추관이나 추간공을 넓히는 효과
2. 두꺼워진 인대를 늘려서 척추관을 넓히는 효과
3. 요추 전위증으로 어긋난 추체를 원상태로 되돌리는 효과
4. 변성측만증으로 구부러진 요추를 교정하는 효과

5. 추간관절의 뒤틀림을 복원하여 추간공을 넓히는 효과

운동요법 전문가에 대한 관심은 매우 높아지고 있으며, 만성요통 치료법으로서 적극 권장되고 있습니다.

자신에게 맞는 운동을 하는 한, 운동요법은 안전하지만, 다음에 해당하는 사람은 주의할 필요가 있습니다.

신경마비가 있는 사람: 척추관이 협착하여 신경이 강하게 압박받으면 다리에 힘이 주어지지 않는 경우가 있습니다. 다리가 마비된 족하수(足下垂, 발목부터 발끝 부분이 위로 올라가지 않고 가라앉은 상태)가 있는 경우에는 운동요법을 해서는 안 되며, 조속히 수술을 검토할 필요가 있습니다.

배뇨, 배변장애가 있는 사람: 마미신경(馬尾, 척추 말단에 있는 말초신경 다발)이 압박되면 소변을 보기 힘들어지거나 변비가 되는 등의 배뇨, 배변장애가 나타나는 경우가 있는데, 이 또한 조속히 수술을 검토해야 합니다.

골절, 암 전이, 감염증 등이 있는 사람: 추체의 압박골절이나 암 전이, 감염증 등으로 인해 등뼈가 물리적인 장애를 일으킨 경우에는 운동요법으로 개선되지 않습니다.

이러한 증상에 해당되지 않더라도 통증이나 저림이 강할 때에는 무리는 금물입니다.

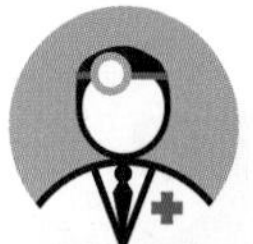

닥터's 코멘트

운동요법 등의 보존요법(수술 이외의 치료법)을 실시해서 증상 개선을 도모해야 합니다. 실제로 수술을 권유받은 사람이라도 운동요법으로 증상이 개선되면 수술을 하지 않아도 되는 사례는 많습니다. 척추관이 협착되는 요인으로는 추체(추골의 전면)나 추간판, 추간관절의 변성, 인대 비후 등이 있습니다.

3 나이가 많은데 어떤 운동을 해야 할까요?

고령자야말로 운동요법에 힘써야 합니다. 고령자라도 자신에게 맞는 운동요법을 찾아서 통증이나 저림의 개선에 성공하고 수술을 면한 사람은 많습니다. 허리가 구부러진 사람이라도 통증 개선을 위해 자신에게 맞는 운동요법을 지속하면 증상이 크게 경감됩니다.

척추뼈가 구부러지는 정도는 사람에 따라 다릅니다. 앞으로 구부러진 사람이 있는가 하면 옆으로 구부러진 측만증 환자도 있습니다. 그러나 허리가 구부러진 방향에 맞춰서 적합한 운동을 결정하는 것은 아닙니다. 어디까지나 통증을 지표로 하여 통증이 개선되는 운동을 찾아내고 지속하는 것이 중요합니다.

다만, 척추뼈가 많이 구부러진 사람은 운동요법을

실시해도 금방 증세가 호전되는 것은 아닙니다. 그래도 체조 및 운동으로 증상 개선이 느껴진다면 호전될 가능성이 있는 것이므로 포기하지 말고 자신에게 맞는 운동요법을 지속하십시오. 고령이 되면 몸의 균형이 깨지기 쉬우며, 뼈와 근육이 약해지는 경우가 많으므로, 넘어지거나 골절상을 입지 않도록 충분히 주의를 기울이면서 운동요법을 실시하는 것이 좋습니다.

일반적으로 건강을 위한 운동이라면 빨리 걷기가 있는데, 척추관 협착증 환자의 경우 간헐적 파행 때문에 빨리 걷기는커녕 천천히 걷는 것조차 힘든 사람이 대부분일 것입니다. 그래서 권장하는 것이 '자전거 페달 밟기'입니다. 운동 중에 앞으로 숙인 자세가 되기 때문에 간헐적 파행 증상이 나타나기 어렵습니다. 실제로 오래 걸을 수 없는 환자라도 자전거 페달 밟기는 오랫동안 할 수 있는 경우가 많습니다.

자전거 페달 밟기는 보행 시에 필요한 허리의 심부근육이나 대퇴근육이 효과적으로 단련되므로, 넘어지거나, 누워서 못 일어나는 상태를 예방하는 것에도 도움이 됩니다. 물론 고혈압이나 고혈당, 비만 개선에도 매우 효과적입니다. 자전거 페달 밟기는 주 3일, 하루 30분 정도를 기준으로 하십시오. 페달을 가볍게 해서 빨리 밟도록 신경 쓰면 좋습니다.

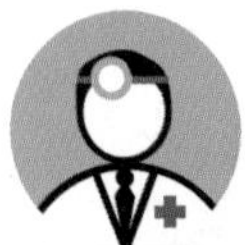

닥터's 코멘트

척추관 협착증 환자는 가능한 범위에서 운동을 하는 것이 좋습니다. 과도하게 안정을 취하면 근력저하를 초래하여 척추관 협착증이 악화되거나 고혈압, 당뇨 등의 성인병을 초래하기 쉬워지기 때문입니다.

4 예전에 수술을 받았는데 운동을 해도 되나요?

수술 후에는 척추뼈가 안정되고 상처가 아물 때까지는 안정을 취해야 합니다. 수술 후에 운동요법을 해도 좋은가는 주치의의 판단에 따라야 하므로 주치의에게 확인을 받은 후 운동요법을 시작하는 것이 좋습니다.

수술을 받으면 하반신의 통증은 비교적 조기에 개선되지만, 다리 저림이 남는 경우가 있습니다. 추간판 협착으로 인해 장기간 압박받아 온 신경은 수술로 압박을 제거해도 금방 원상태로 되돌아오는 것은 아니며, 회복까지는 많은 시간이 소요됩니다. 이러한 증상에도 운동요법 효과를 기대할 수 있습니다. 몸을 움직임으로써 손상된 신경이 자극받아 움직임이 좋아지고 회복이 촉진되는 것입니다. 통증을 지표로 통증을 개선하는 운동을 지속하십시오.

또한 등뼈를 금속으로 고정하는 고정 수술을 받은 환자는 요추의 움직임이 경직되기 때문에 운동요법으로도 금방 효과가 나타나지는 않으며, 증상이 개선되지 않는 경우도 적지 않습니다. 곧바로 결과가 나오지는 않더라도 포기하지 말고, 끈기 있게 운동요법을 지속하는 것이 중요합니다.

수술 후에는 허리나 다리는 물론 배나 등의 근력도 쇠약해집니다. 특히 고령자는 하루 누워 있기만 해도 근력 저하가 심각해지므로 다리나 허리를 중심으로 배와 등의 근력을 동시에 향상시킬 수 있는 수술 후 재활운동으로 '벽 스쿼트'를 하면 좋습니다.

벽 스쿼트는 이름 그대로 벽을 사용해서 하는 스쿼트인데, 복식 호흡을 함께하면 복근, 배근은 물론 허벅지 앞쪽의 대퇴사두근 등도 단련할 수 있습니다. 특히 대퇴사두근은 무릎부터 발목까지의 종아리를 늘려

주고 고관절을 구부리는 움직임을 하는 근육이므로 이러한 근육을 함께 단련하는 것은 중요합니다. 벽을 이용하므로 넘어지지 않고 할 수 있습니다.

실제로 벽 스쿼트를 하면 몇 번만 해도 이마에 땀이 납니다. 이것이 딱 좋은 운동 강도입니다. 처음에는 벽에 등을 대고 합니다. 벽의 모퉁이를 이용하면 더욱 안정적인 운동을 할 수 있습니다. 조금 익숙해지면 등을 대지 말고 강도를 높여서 하십시오.

[벽스쿼트]

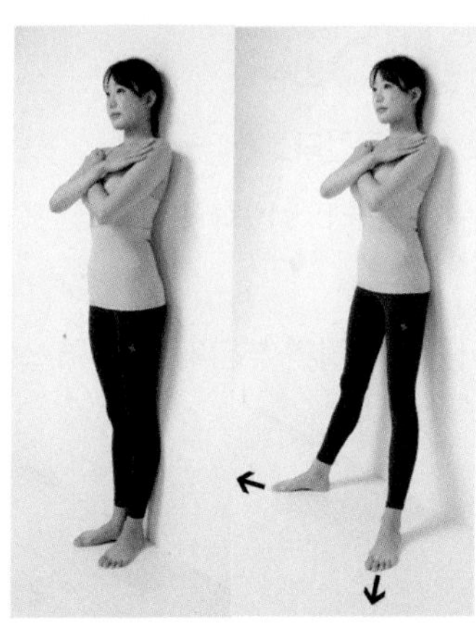

① 엉덩이와 좌우 발뒤꿈치를 벽에 붙이고 선다. 발은 45도씩 바깥으로 벌린다.

② 발끝 방향으로 반보 앞으로 발을 내민다.

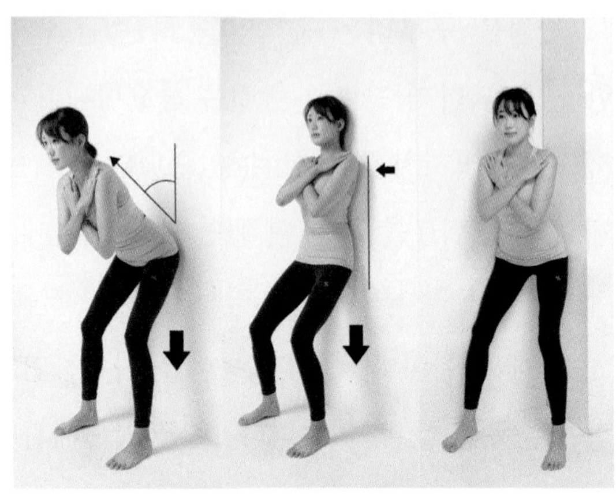

③ 엉덩이는 벽에 붙인 채로 허리를 내린다. 천천히 숨을 내쉬면서 배를 오므리고 그대로 5초간 유지한다.

발끝보다 무릎이 앞으로 나오지 않도록 주의한다.
끝나면 허리를 들고 ②의 상태로 되돌아간다.
②의 자세로 돌아간 후 ③을 하는 동작을 5~10회 반복한다.

등을 붙이고 하거나 벽의 모퉁이를 이용하면 부담이 없는 벽 스쿼트를 할 수 있다.

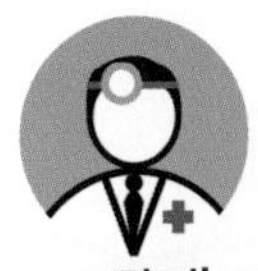

닥터's 코멘트

수술로 증상이 없어져도 척추가 완치된 것은 아닙니다. 요추의 수술부위나 지금 무증상인 다른 부위도 연령과 더불어 확실하게 노화됩니다. 그래서 수술 후에는 노화를 되도록 늦추도록 신경써야 합니다.

요추의 노화를 앞당기는 가장 큰 원인은 요추에 과도한 부담을 주는 것과 같은 자세를 오랫동안 지속하는 것입니다. 이러한 나쁜 습관을 피하도록 신경쓰면서 생활합시다. 몸을 숙이는 작업이나 무거운 물건을 자주 드는 작업은 되도록 피하십시오.

5 온열요법은 효과가 있나요?

온열요법이란 아픈 부위를 온습포나 핫팩, 입욕 등으로 따뜻하게 하는 치료법입니다. 척추관 협착증으로 인한 하반신 통증이나 저림은 몸을 차게 하면 악화됩니다. 척추관 협착으로 신경 주위의 혈관이 수축하여 혈류가 악화된 상태에 냉기가 더해지면 근육이나 인대가 심하게 경직되어 증상이 더욱 심해지기 때문입니다.

이러한 이유에서 아픈 부위를 따뜻하게 하고 혈류를 촉진하는 온열요법은 척추관 협착증으로 인한 하반신 통증이나 저림의 완화에 매우 효과적입니다. 이를 위해 가정에서는 입욕하는 것이 좋습니다. 입욕은 전신의 혈류를 촉진하고 근육의 경직을 완화하는 효과가 있습니다. 샤워만 하지 말고, 따뜻한 물에 몸을 담궈서 허리를 충분히 따뜻하게 하는 습관을 갖도록 합시다. 입욕 시에는 어깨까지 몸을 담그는 전신욕이 좋지만 너무 장시간 하지 않도록 주의하십시오.

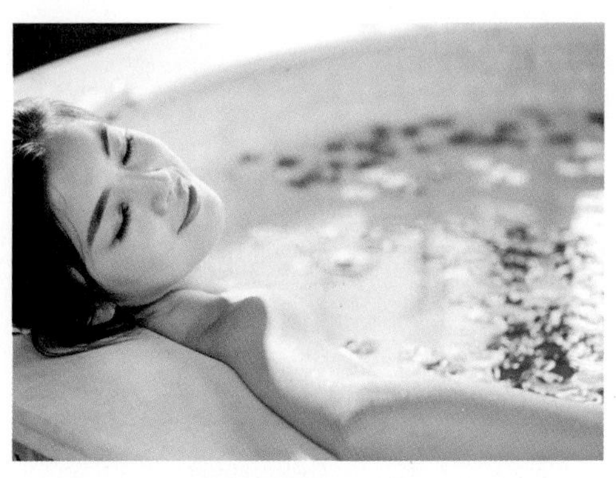

입욕으로 허리를 충분히 따뜻하게 합시다

척추관 협착증으로 인한 하반신 통증이나 저림은 냉증이나 혈류부족과 같은 원인이 더해지면 더욱 악화됩니다. 특히 골반 중앙에 있는 천골(엉치뼈)이 차가워지면 증상이 악화됩니다. 천골(엉치뼈)은 하지와 연결

되는 신경의 밀집지대이기 때문입니다.

그러므로 냉증으로 증상이 악화된 사람은 핫팩으로 천골 부위를 따듯하게 하는 '천골 핫팩'을 붙여 보십시오. 혈액순환이 증가되고 냉증이 개선됨은 물론, 신경 증상도 개선됩니다.

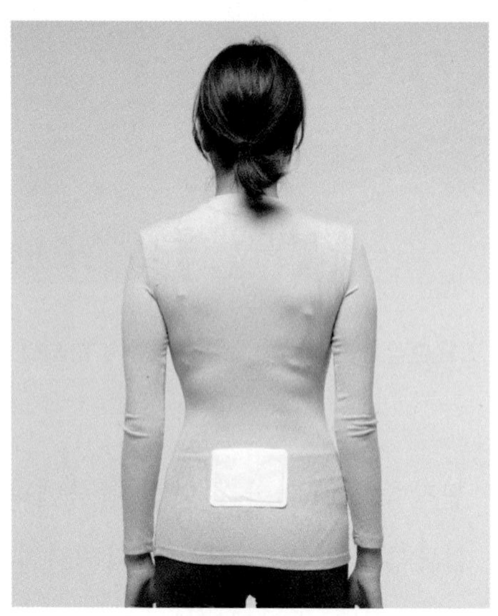

천골 핫팩

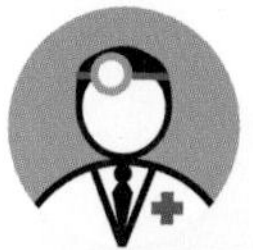

닥터's 코멘트

천골(엉치뼈) 핫팩은 속효성이 있으므로 1~2시간 만에 통증이나 저림이 경감되는 것을 느낄 수 있는 사람도 있습니다. 추운 계절 외출 시에는 천골파스를 붙여서 간헐적 파행을 예방하십시오. 천골 부근에 옷 위로 핫팩을 붙이기만 하면 됩니다. 화상을 입을 수 있기 때문에 취침 시나 장시간 부착은 피합니다.

6 편안하게 걷는 방법과 보행거리를 늘리는 방법

[편안하게 걷는 방법]

간헐적 파행으로 고생하는 분께 권하고 싶은 것은 발끝과 발뒤꿈치를 동시에 지면에 밀착시키고, 발바닥 전체로 착지하는 '밀착보행'입니다.

밀착보행을 하면, 보행 시의 안정감이 늘고 몸이 흔들리기 어렵게 되기 때문에 편하게 걸을 수 있습니다. 우리 발바닥의 모지구(母趾球, 엄지발가락이 시작되는 부분), 소지구(새끼발가락이 시작되는 부분), 발뒤꿈치의 3점지지가 최대한으로 발휘되기 때문입니다. 또한 밀착보행으로 걸으면 발뒤꿈치로 착지해서 발끝으로 차고 나가는 일반적인 걸음과는 달리, 척추관을 좁히지 않게 됩니다.

[밀착보행 방법]

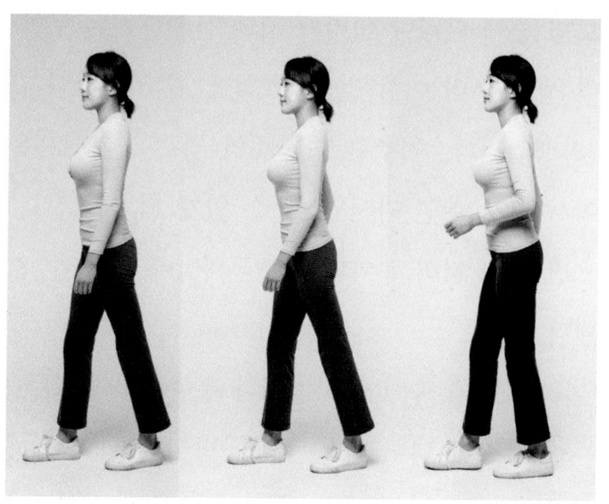

이상감각이 있는 사람은 발바닥이 착지할 때마다 발가락 전체를 꽉 조이듯이 구부림으로써 착지를 실감할 수 있다.

① 발끝과 발뒤꿈치를 동시에 지면에 붙인다.
② 보행에 맞춰서 팔은 천천히 전후로 흔든다.
③ 무릎은 가볍게 구부리고 중심을 앞으로 둔다.

*지팡이를 사용해도 된다.

[보행거리를 늘리는 방법]

보행 중에 다리나 허리가 저리거나 당기는 듯한 통증이 생겨서 더 이상 걸을 수 없게 되는 증상이 간헐적 파행입니다. 척추관 협착증의 경우, 앞으로 몸을 숙여서 잠시 쉬면 다시 걸을 수 있게 되지만 잠시 또 걸으면 다시 저리고 아파서 조금씩밖에 걸을 수 없게 됩니다.

앞으로 몸을 숙이면 저림이나 통증이 완화되는 이유는 척추관이 넓어져서 신경 압박이 완화되기 때문입니다. 그러므로 간헐적 파행을 예방하기 위해서는 '뒷짐 지고 인사 스트레칭'을 해 보시기 바랍니다.

보행 중에 저림이나 통증이 생기면 즉시 멈춰 서서 아픈 쪽 다리를 뒤로 뺀 다음, 절을 하듯이 허리를 굽혀서 2~3초간 정지합니다. 이때 천골의 튀어나온 부분을 아래 방향으로 부드럽게 문지릅니다(그림 참조). 천골을 가볍게 쓸어내리면 척추관이 더욱 넓어지기 쉬운 상태가 됩니다. 간헐적 파행을 빨리 회복하고 한

번에 걸을 수 있는 거리를 늘리고자 할 때는 보행 전이나 산책 도중에 이와 같은 스트레칭을 해 보십시오.

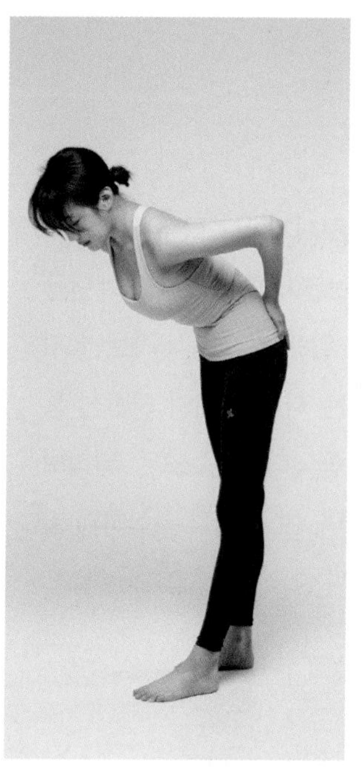

① 양손을 뒤에 대고 손끝을 모아서 엉덩이 윗부분에 있는 천골(엉치뼈)의 튀어나온 부분에 댄다.

② 인사를 하듯이 상체를 깊게 앞으로 숙이고 허리를 둥글게 하면서 천골이 튀어나온 부분을 아래쪽으로 천천히 문지르듯 가볍게 밀어 내린다.

③ 5회씩 3번 반복한다. 이것을 1세트로 하여 아침 점심 저녁에 1세트씩 한다.

보행 전이나 산책 도중에 하면 보행거리를 늘리는 데 도움이 된다.

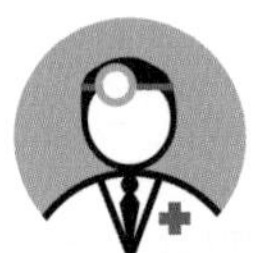

닥터's 코멘트

계단을 오를 때에는 허리가 젖혀지지 않도록 주의하면서 계단을 보지 말고 정면을 바라보면서 오르십시오. 계단을 내려갈 때에는 위험을 피하기 위해 발끝을 바라보면 자연스럽게 허리가 젖혀지지 않는 자세가 되며 하반신 통증이나 저림이 생기기 힘들게 됩니다. 양쪽 모두 '밀착보행'으로 발바닥 전체를 사용하며, 한 걸음씩 확실하게 밟으면서 계단을 오르내리는 것이 좋습니다.

7 간헐적 파행 증상이 빨리 회복되는 방법

간헐적 파행으로 고생하는 척추관 협착증 환자에게 등이나 허리를 가장 효과적으로 스트레칭 할 수 있는 '배변 자세 스트레칭'을 권합니다. 배변 자세는 재래식 변기에서 변을 볼 때처럼 머리를 약간 앞으로 내밀고, 양발을 넓힌 채 주저앉은 자세를 말합니다. 보기에는 그다지 좋지 않은 자세지만 이 배변자세를 하면 앞으로 내민 머리 무게 때문에 허리가 상하로 당겨지고, 허리의 뼈와 뼈 사이가 넓혀지고 인대가 상하로 늘어나서 두툼해진 부분이 얇아지며 척추관이 넓어지고 하반신의 저림이나 통증이 빠르게 완화됩니다.

또한 배변자세는 머리부터 허리까지 척추를 양쪽에서 지지하는 척추기립근도 효과적으로 늘어나기 때문에 척추관 협착이 완화될 뿐만 아니라 허리 주위를 둘러싸는 근육이 풀리고 신경이나 혈관의 압박도 완화되므로 증상이 더욱 경감됩니다.

실제로 배변자세는 간단하고 지속하기 쉬워서 환자분들이 수시로 실시하기 좋습니다.

[배변 자세 스트레칭]

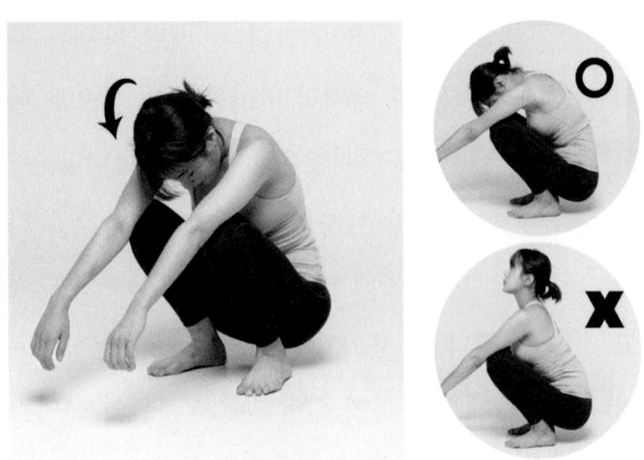

① 양발을 어깨넓이로 벌리고 선 후 무릎과 고관절을 충분히 구부리고 엉덩이를 끝까지 내려서 쭈그리고 앉는다. 허벅지 뒷

쪽과 장딴지를 밀착시킨다. 허리나 등이 늘어나도록 머리를 조금 앞으로 숙인다. 허리가 둥글게 굽어서 허리나 등이 늘어나는 것을 느끼면서 그 자세를 10초간 유지한다.

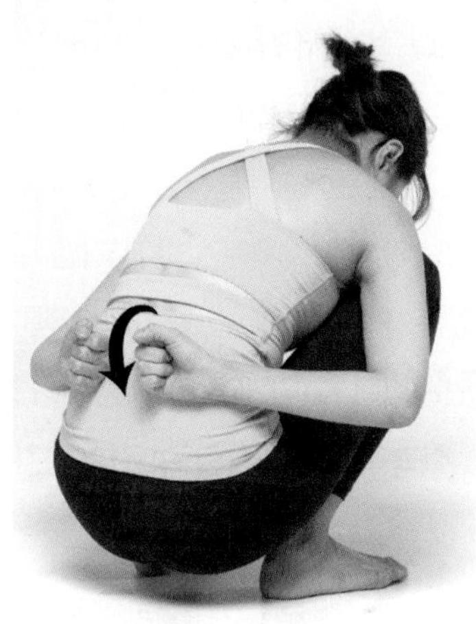

② 허리의 잘록한 부분(제4요추 주위)에서 엉덩이의 갈라진 부분까지의 부위를 주먹으로 압박하면서 위에서 아래로 20회 문지른다.

①~②를 한 세트로 하여 하루 5세트를 실시한다. 간헐적 파행으로 쉴 때에 해도 좋다.

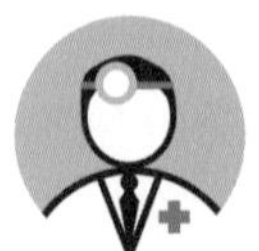

닥터's 코멘트

간헐적 파행이 일어날 것 같으면, 벽에 기대서 쉬는 것도 좋은 방법입니다. 벽에서 반 보 정도 떨어진 곳에 서서 등을 벽에 기대는 자세는 자연스럽게 앞으로 숙이는 자세를 취할 수 있기 때문에 다른 사람의 눈을 신경 쓰지 않고 쉴 수 있습니다. 평소 다니는 길에 기댈 수 있는 벽(또는 의자)이 있는지 기억해 두면 간헐적 파행이 생겼을 경우에 쉴 수 있습니다. 그렇게 하면 통증이나 저림을 두려워하지 않고 적극적으로 외출할 의욕도 생길 것입니다.

8 요통을 완화하는 방법을 알려 주십시오

요통이나 하지가 저려서 불편을 겪고 있기는 하지만 일상적인 동작을 할 수 있는 정도라면 과도한 안정을 취하는 것은 금물입니다. 오히려 증상을 악화시키기 때문입니다. 하반신을 움직이지 않고 있으면 근육이 말라서 요추를 지지하는 힘이 저하됩니다. 그렇게 되면 체중이 요추에 집중되어 척추관 협착이 더 악화될 수 있습니다. 가능한 범위 내에서 집안일 등 일상적인 동작을 지속하는 것이 회복에 도움이 됩니다.

요통을 억제하면서 집안일 등 일상적인 동작을 지속할 수 있는 방법으로는 '요통개선 체조'가 도움이 됩니다. 장요근이나 척추기립근, 대둔근과 같은 등뼈와 골반을 지지하는 근육을 무리 없이 단련할 수 있으며,

고령자나 중증 환자도 할 수 있고 특히 요통 개선에 효과적입니다.

다만, 배와 허리를 올리고 내릴 때에는 절대로 무리해서는 안 됩니다. 갑자기 센 힘으로 하는 것이 아니라 몸의 힘을 빼고 천천히 허리를 들었다 내립니다. 엎드린 체조는 지속하는 것이 중요합니다. 익숙해질 때까지는 하루에 횟수를 제한하지 말고 자신에게 맞는 횟수로 끈기 있게 매일 지속하십시오.

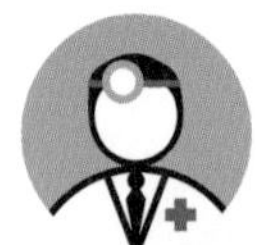

닥터's 코멘트

척추관 협착증의 통증이나 저림은 부엌일이나 서서 하는 일, 통근 등으로 오랫동안 서 있기만 해도 나타나기 때문에 평소에 어떤 자세로 서 있을 것인지가 중요합니다. 이때 중요한 것은 뉴트럴 포지션(그 이상 굽히면 증상이 나타나는 상체의 기울기)을 의식하고, 가능한 범위 내에서 좋은 자세를 유지하며, 척추 본래의 S자 커브(내츄럴 라인)에 가깝게 하는 것입니다.

[요통개선 체조]

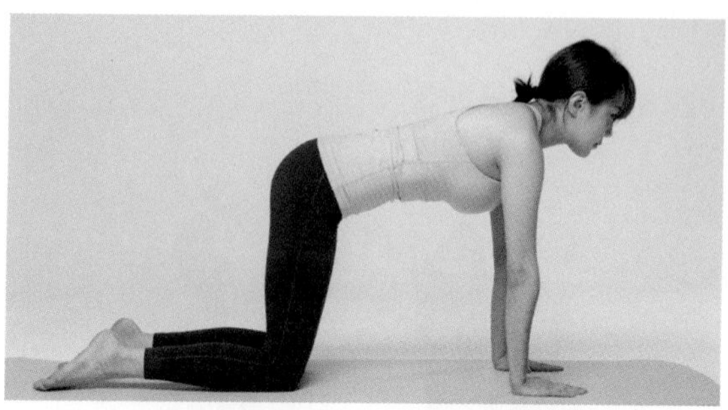

① 엎드린 자세로 통증이나 저림이 심해지지 않는 범위에서 등을 일직선으로 편다.

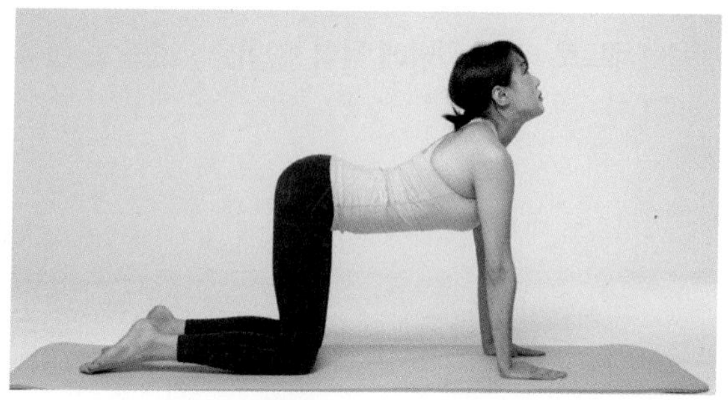

② 항문에 힘을 빼면서 배를 아래로 내리고 엉덩이를 내미는 자

세로 5초간 유지한다.

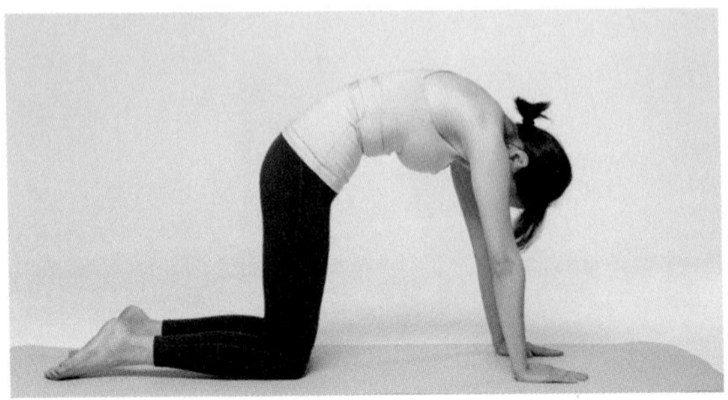

③ 항문에 천천히 힘을 주면서 배를 오므리고 등을 둥글게 마는 자세로 5초간 유지한다.

①~③을 1세트로 아침, 저녁에 각각 10회를 기준으로 한다.

9 엉덩이 통증을 가볍게 하는 방법을 알려 주십시오

환자 중에는 허리에서 엉덩이 허벅지에 걸친 엉덩이 통증으로 고생하는 분이 적지 않습니다. 척추관 협착증이 생기면 앞으로 숙이는 자세를 자주 취하게 되서 앞으로 숙인 상반신을 지지하기 위해 엉덩이나 허벅지 뒤쪽 근육에 커다란 부담이 걸린 채로 있게 되기 때문에 통증이 생기는 것입니다. 엉덩이 통증을 방치해 두면 엉덩이나 허벅지 근육이 점점 경직되어 자세가 더 나빠집니다.

엉덩이 통증을 개선하려면 '엉덩이 통증 스트레칭'이 효과적입니다. 스트레칭을 할 때 주의할 점은 한쪽 무릎을 끌어안을 때 허리부터 구부리지 않는 것입니다. 허리는 바닥에 밀착시킨 채로 움직이지 않고,

골반을 중심축으로 고관절을 회전시키듯이 무릎 뒤쪽을 끌어당기는 것이 포인트입니다. 처음에는 무릎 뒤쪽을 끌어당기는 시간이나 횟수에 구애 없이 무리가 되지 않는 범위에서 천천히 하십시오.

한쪽 무릎 끌어안기는 의자에 앉은 채로도 할 수 있습니다. 의자에 앉아서 양손으로 한쪽 다리의 무릎 뒤쪽을 잡고 끌어당깁니다. 외출 시에 누울 수 없는 경우에는 이 방법으로 해 보십시오.

[엉덩이 통증 스트레칭]

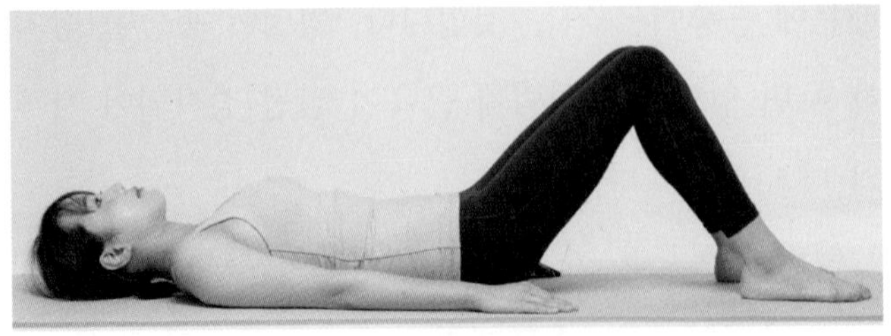

① 천장을 보고 누운 채로 양쪽 무릎을 구부리고, 발바닥과 양손을 바닥에 댄다.

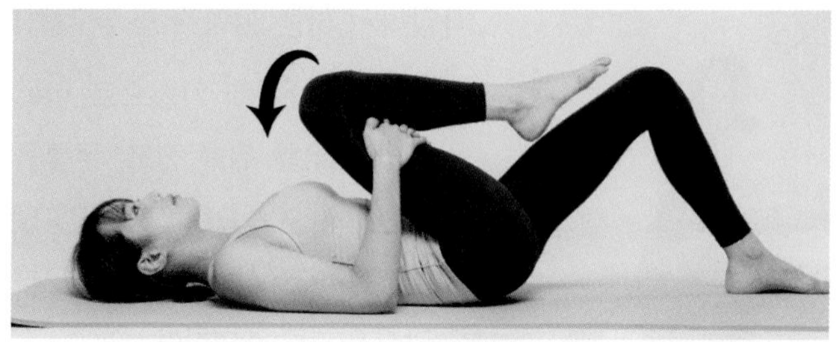

② 양손으로 한쪽 허벅지 뒤쪽을 잡고 무릎을 가슴 쪽으로 끌어 당긴다. 이 자세를 20초간 유지한다.

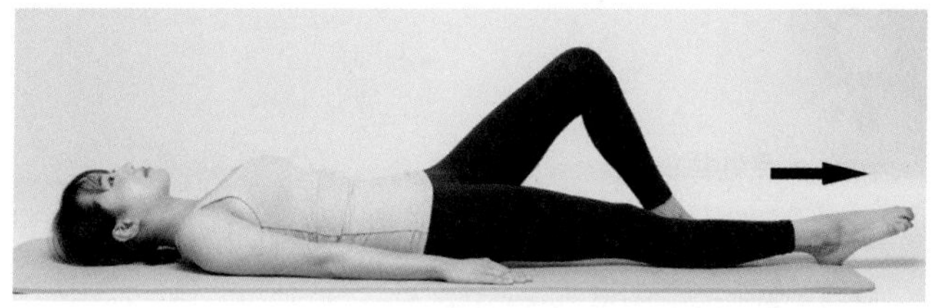

③ 끌어안은 다리를 천천히 펴고 10초간 유지한다.

①~③을 3회 반복한 후 반대편 다리로 같은 동작을 3회 반복한다. 1세트로 하여 아침, 점심, 저녁 1세트씩 한다.

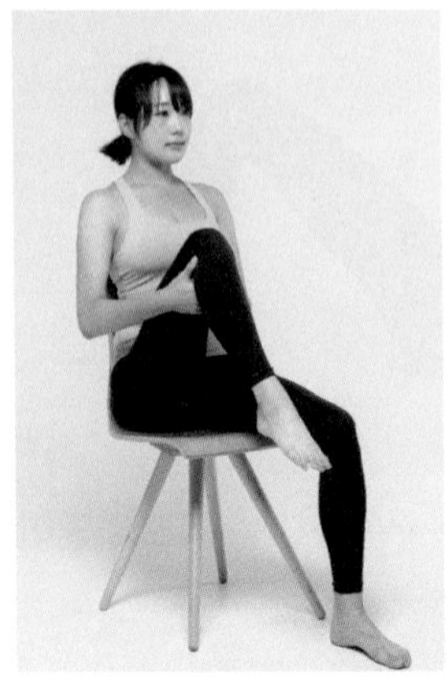

[앉아서 하는 한쪽 무릎 당기기]

의자에 앉은 채 양손으로 한쪽 다리와 무릎 뒤를 잡고, 무릎을 천천히 가슴 쪽으로 끌어당긴다. 허리를 펴고, 상체를 앞으로 구부리지 않도록 주의한다.
외출 시나 직장 등 누울 수 없는 장소에서 하면 좋다.

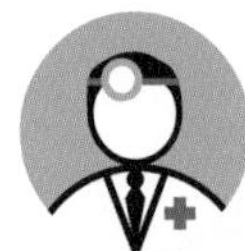

닥터's 코멘트

척추관 협착증 환자가 앉는 의자는 등받이가 있고, 앉는 부분이 딱딱한 것을 선택하는 것이 좋습니다. 엉덩이가 푹신하게 가라앉는 의자나, 일반 의자보다 부드러운 소파는 피하는 편이 좋습니다.
의자에 앉을 때는 엉덩이를 깊숙하게 앉고, 양다리의 무릎 아래 부분을 앞뒤로 벌립니다. 이때 아픈 쪽 다리를 뒤에 놓는 것이 포인트입니다. 등받이에 기대지 말고, 다소 앞으로 숙인 자세를 유지하면서 앉는 것이 좋습니다.

10 허벅지 통증을 완화하는 방법을 알려 주십시오

앞으로 숙이는 일이 잦은 척추관 협착증 환자 중에는 허벅지 통증이나 저림을 호소하는 경우가 많습니다. 앞으로 숙여서 몸의 균형을 잡으려면 허벅지 근육이나 인대가 끊임없이 긴장해서 경직되기 때문입니다.

경직된 허벅지 근육이나 인대를 풀고, 앞으로 숙인 자세를 고치는 방법으로 '허벅지 통증 스트레칭'이 있습니다.

허벅지 통증 스트레칭은 의자에 앉아서 전방, 우측, 좌측 3방향으로 상체를 숙였다가 펴는 것을 반복하고 상반신을 일으킬 때에 통증이나 저림이 생기지 않는 자세까지 허리를 펴는 스트레칭입니다.

이와 같은 동작을 반복하면, 요추의 가동범위가 여러 방향으로 넓혀짐과 더불어 척추관의 신경압박도 완화됩니다. 동시에 복근이나 배근, 엉덩이나 허벅지 근육도 골고루 스트레칭이 가능합니다. 이 스트레칭 효과로 근육이나 인대가 유연성을 되찾으면 허벅지 통증이나 저림도 완화될 것입니다.

[허벅지 통증 스트레칭]

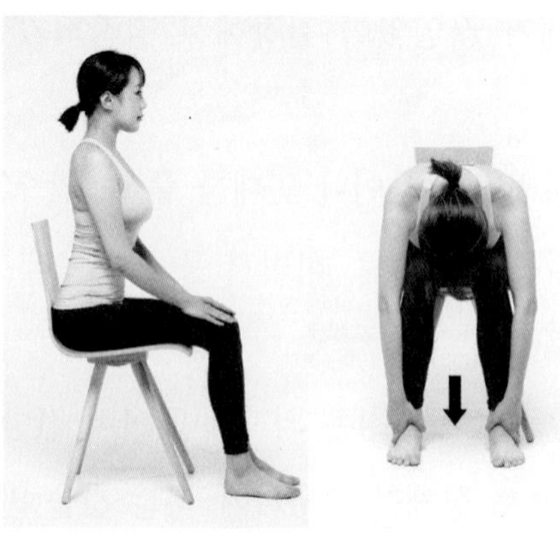

① 의자에 앉은 채로 양발을 어깨너비로 벌리고 뉴트럴 포지션을 취한다. 턱은 당긴다.

② 숨을 내쉬면서 절을 하듯이 천천히 상반신을 숙이고 허리를 구부린다. 3초 정지한 후 1의 자세로 되돌아간 후 3초 정지한다.

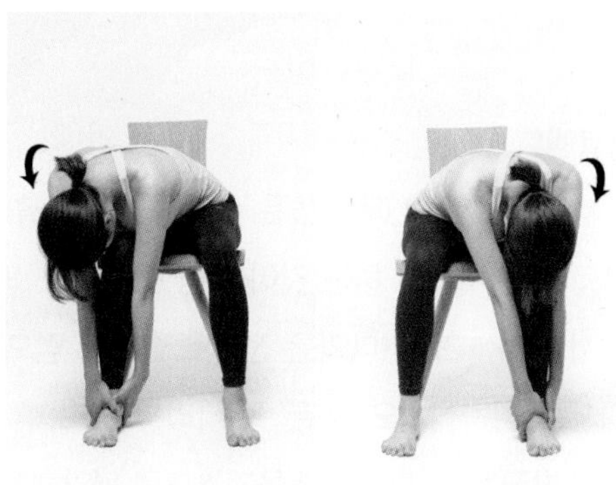

③ 숨을 내쉬면서 상반신을 오른쪽 45도 방향으로 천천히 숙이면서 허리를 구부린다. 3초 정지 후 1의 자세로 되돌아가서 3초 정지한다.

④ 숨을 내쉬면서 상반신을 왼쪽 45도 방향으로 천천히 숙이면서 허리를 구부린다. 3초 정지 후 1의 자세로 되돌아와 3초 정지한다.

2~4를 5회 반복하는 것을 1세트로 하고 아침, 점심, 저녁에 1세트씩 한다.

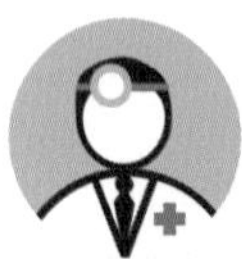

닥터's 코멘트

세수를 세면대에서 할 때는 높은 의자를 준비한 후 앉아서 앞으로 숙인 자세로 하는 것이 가장 편합니다. 의자가 없어서 서 있을 때도 양다리를 전후로 벌려서 앞으로 숙이는 자세를 취하십시오. 아픈 쪽 다리를 뒤로 빼고, 뒤쪽 다리의 발끝을 두꺼운 책에 올려놓으면 편안해집니다. 이때, 사용하지 않는 손을 세면대에 올려놓으면 몸이 지지되어 안정됩니다.

11 장딴지 통증을 완화하는 방법을 알려 주십시오

척추관 협착증으로 장딴지 통증이나 저림이 생기거나 쥐가 자주 나는 사람 중 상당수는 장딴지 근육이 경직되어 있습니다. 장딴지는 흔히 '제2의 심장'이라고도 하는데, 근육이 수축과 이완을 되풀이하여 펌프 작용을 함으로써 하반신의 혈액을 심장으로 되돌려 보내는 혈액 순환을 하는 중요 부위입니다. 장딴지 근육이 경직되면 이러한 펌프 작용이 약해지고 요추의 혈류 부족을 일으킵니다. 그 결과 척추관을 지나는 신경이 쇠약해지고, 통증이나 저림을 일으키는 것입니다.

경직된 장딴지 근육을 풀려면 '발끝 들기 스트레칭'이 효과적입니다. 장딴지의 통증이나 저림이 경감되고 쥐가 나는 것을 예방합니다.

[발끝 들기 스트레칭]

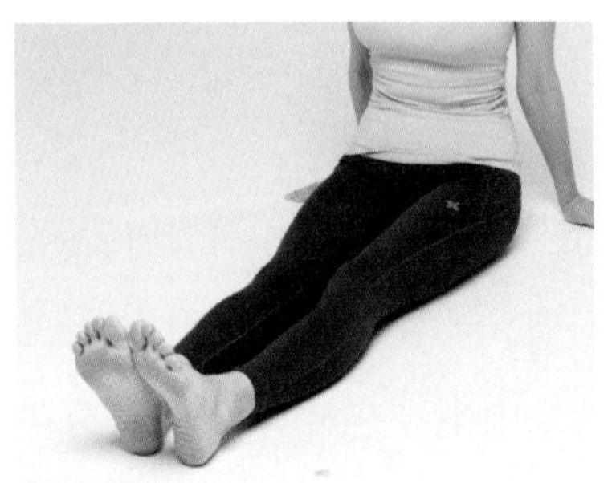

① 편안하게 바닥에 앉은 후 양손을 몸 뒤쪽에 둔다. 발뒤꿈치를 앞으로 내밀고 양 다리를 곧바로 편다.

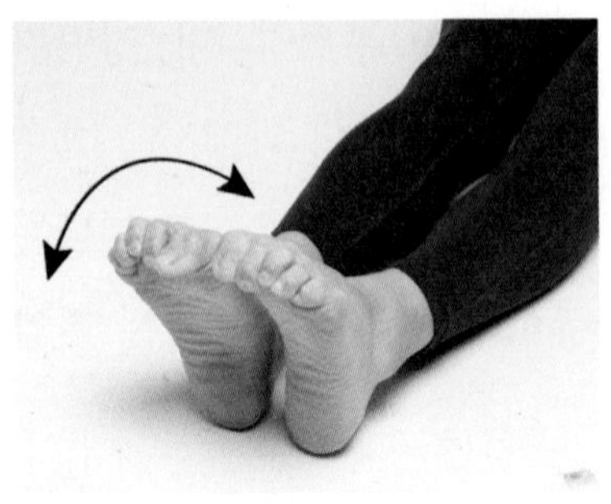

② ①의 상태에서 숨을 내쉬면서 발끝을 앞쪽으로 눕히고, 숨을 들이쉬면서 발끝이 바닥면과 수직이 되도록 일으킨다. 이 동작을 10회 반복한다.

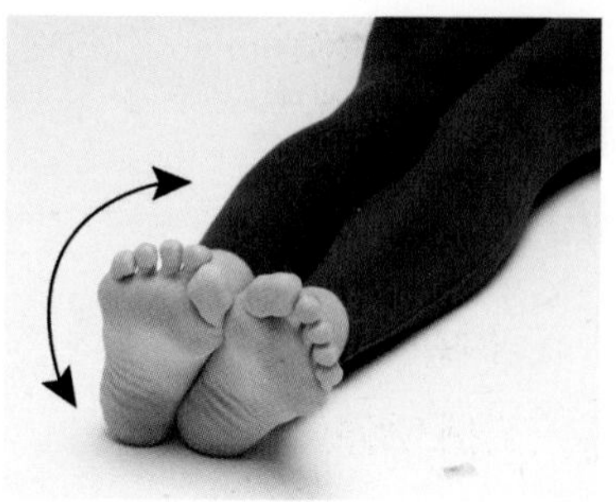

③ ②가 끝나면 양발의 발끝을 시계방향으로 천천히 10회 돌린다. 이어서 시계 반대 방향으로 10회 회전시킨다.

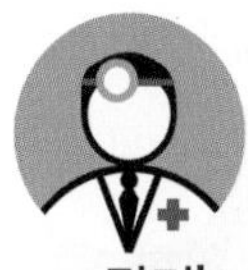

닥터's 코멘트

Push-Off 지압법은 뭉친 근육을 손가락으로 3-4초 꾹 누른 후(push) 갑자기 떼는(off) 마사지 방법입니다. 아픈 쪽 장딴지 전체를 손가락으로 골고루 지압하십시오. 10회 지압을 1세트로 하고 하루에 3-4세트 정도 본인의 컨디션에 맞게 실시하면 좋습니다.

12 종아리에 쥐가 나지 않게 하는 방법을 알려 주십시오

만성적인 요통으로 고생하는 사람은 대체로 무릎 뒤쪽이 경직되어 있습니다. 이것은 척추관 협착증 환자에게서 흔히 보이는 특징입니다. 그래서 저는 무릎 뒤쪽이 경직된 환자에게 무릎 뒤쪽을 늘리기 위한 '종아리 스트레칭'을 지도합니다. 실제로 이 스트레칭을 통해 무릎 뒤쪽의 경직이 풀리고 하반신의 통증이나 저림 증상이 완화되는 환자가 많고 혼자서 하기에도 좋습니다. 또한 척추관 협착증 환자에게 흔한 종아리에 쥐가 나는 증상도 예방할 수 있습니다.

종아리 스트레칭은 의자나 계단 등에 한쪽 다리를 올리고 상체를 앞쪽으로 밀어서 다른 한쪽 다리의 장딴지와 허벅지 뒤쪽을 스트레칭하는 방법입니다. 한쪽 다리의 증상이 심하다고 해서 한쪽만 하게 되면 몸의 균형이 나빠집니다. 반드시 좌우 10회씩 합시다.

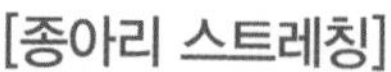
[종아리 스트레칭]

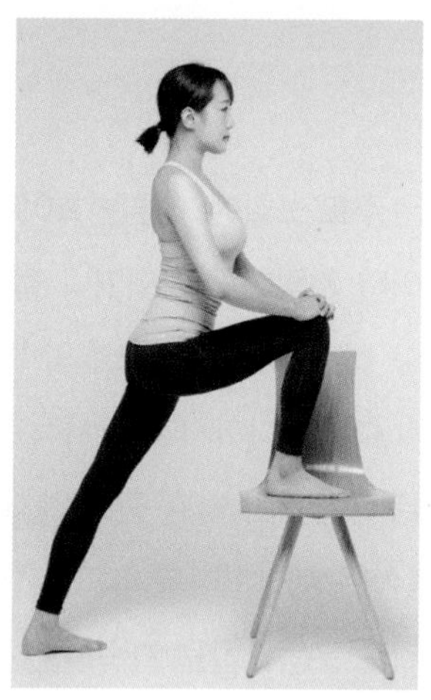

① 낮은 의자에 한쪽 다리를 올리고 양손을 허벅지 위에 놓는다.

② 상체를 앞으로 밀면서 뒤쪽 다리의 무릎 뒤쪽을 확실하게 편다. 의자에 올린 발로 의자를 짓밟듯이 힘을 주는 것이 포인트

상체를 슬라이드 시키고 무릎 뒤쪽을 편 후 7초간 유지하기를 좌우 10회씩 한다. 이것을 1세트로 하여 아침, 점심, 저녁 1일 3세트.

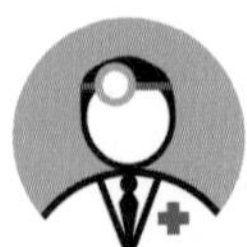

닥터's 코멘트

척추관 협착증은 주로 노화에 따른 변화이기 때문에 운동요법으로 통증이나 저림이 경감되거나 걸을 수 있는 거리가 길어졌다고 하더라도 실제 요추의 변성 상태가 좋아진 것은 아닙니다. 어디까지나 일시적으로 증상이 나아진 것이기 때문에 운동요법을 전혀 하지 않게 되면 대부분의 경우 증상은 재발합니다. 따라서 통증이나 저림이 경감되었더라도 운동요법을 지속하는 것이 좋습니다.

13 발가락에 힘이 없고, 자주 발이 엉키는데 좋은 방법이 없을까요?

척추관 협착증 환자는 '발가락에 힘이 없다', '발끝을 위로 올릴 수가 없어서 자주 턱에 걸린다'라는 등, 발가락에 힘이 없는 증상을 호소하는 사람이 많습니다. 이런 분들도 그 자리에서 엄지발가락을 움직일 수 있게 하는 비결이 '엄지-발목 고무줄'입니다.

이 방법은 발목에 고무줄을 8자 모양으로 감기만 하면 됩니다. 이렇게 하면 고무줄의 신축력으로 엄지발가락을 들기 쉬워지기 때문에 보행 시 안정성이 향상됩니다. 실제로 발목 고무줄과 같은 원리의 앵글 크로스밴드라는 도구가 등산가들 사이에서 널리 사용되고 있습니다. 발목 고무줄은 외출 시에 사용하십시오.

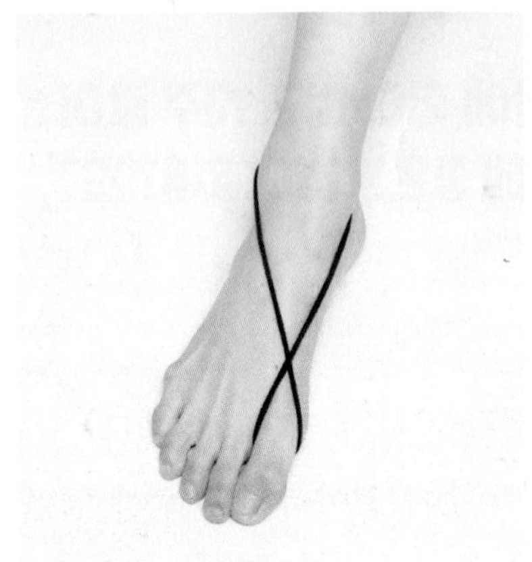

엄지-발목 고무줄

발목에 맨 고무줄을 8자로 하여 엄지발가락에 건다

발바닥에 저림 등의 감각 이상이 생기면 비틀거리다 넘어질 위험도 커집니다. 그렇기 때문에 평소부터 비틀거리거나 몸의 중심을 잡기 힘든 분들은 앞에 소개한 '밀착보행'을 권합니다. 밀착보행은 발끝과 발뒤꿈치를 동시에 지면에 밀착시키고 발바닥 전체로 착지합니다. 우리들의 발바닥은 모지구(엄지발가락의 시작부), 소지구(새끼발가락 시작부)와 발뒤꿈치의 3점으로 지탱되고 있으며, 밀착보행을 하면 이 3점이 접지되어 보행 안정감이 향상됩니다.

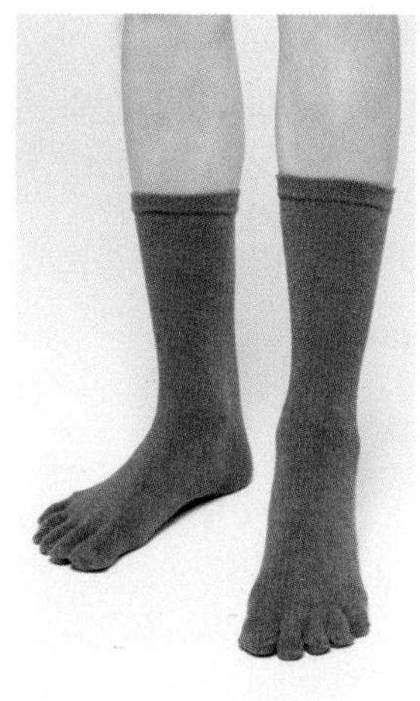
발가락이 움직이기 편한 발가락 양말

발 엉킴을 막기 위해서는 발가락이 잘 움직여야 하므로 발가락 양말을 신는 것이 좋습니다. 발끝이 자연스럽게 올라가도록 설계된 양말이나 신발도 여러 종류가 판매되고 있으므로 이용하시기 바랍니다.

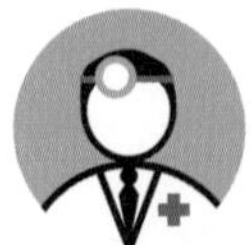

닥터's 코멘트

척추관 협착증의 증상은 정확하게 말하면 요통보다는 저림과 탈력(마비)이 척수나 마미와 같은 신경뿌리를 압박하는 경우가 많기 때문에 심각한 것입니다. 이것은 목, 허리 어느 쪽에서 협착이 일어나도 마찬가지입니다. 통증보다 저림과 탈력(힘빠짐)을 더 조심해야 합니다.

14 요실금을 개선하는 방법을 알려 주십시오

척추관 협착증에 수반되는 빈뇨나 요실금, 변비 등의 배뇨, 배변 장애는 척추관 속을 지나는 마미신경(척추의 말단에 있는 말초신경)이 압박되어서 생깁니다. 배뇨, 배변장애가 생겼을 경우에는 즉시 수술을 검토해야 하지만 수술 후에도 요실금이나 고관절의 위화감이 회복되지 않는 분도 적지 않습니다.

이럴 경우, 마미의 압박 이외의 원인이 있는 것으로 여겨지며, 그중 하나가 골반저근의 약화입니다. 골반저근이란 골반의 아래쪽을 에워싸고 있는 근육으로, 장이나 방광, 자궁 등을 떠받치거나 수축, 이완시켜서 뇨와 변의 배설을 제어합니다. 따라서 골반저근이 약해지거나 느슨해지면 요실금 또는 실금, 변비가 생기기 쉽습니다.

배뇨, 배변장애가 있는 분께 권하고 싶은 것은 골반저근을 강화하는 '엉덩이 강화 스트레칭'이라는 트레이닝입니다. 깊게 숨을 들이쉰 후 항문을 조이며, 풀 때에 후우~ 하고 숨을 내쉬는 것이 포인트. 서서 할 때는 넘어지지 않도록 의자의 등받이 부분이나 벽에 손을 짚고 하십시오. 서서 하는 것이 힘든 분은 도너츠형으로 말아 놓은 타올을 의자에 놓고 그 위에 앉아서 하면 좋습니다.

[엉덩이 강화 스트레칭]

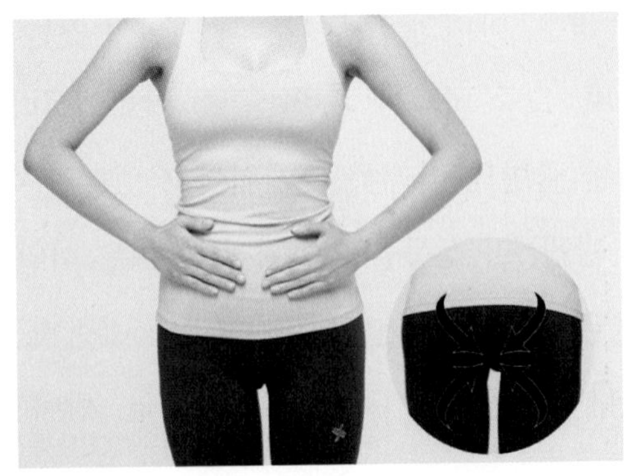

① 상체를 뉴트럴 포지션(그 이상 젖히면 증상이 나타나는 몸의 기울기)까지 일으키고, 배 앞에 손을 모은 후, 항문을 조이거나 풉니다.

② 항문을 5초간 조인 후 푸는 것을 1회로 하여 1세트 5회씩 매일 아침, 점심, 저녁 취침 전에 1세트씩 합니다.

③ 항문을 꽉 조이거나 풉니다.

숨을 깊게 들이쉬고 항문을 조이고, 내쉬면서 푸는 것이 포인트

[고령자가 할 경우]

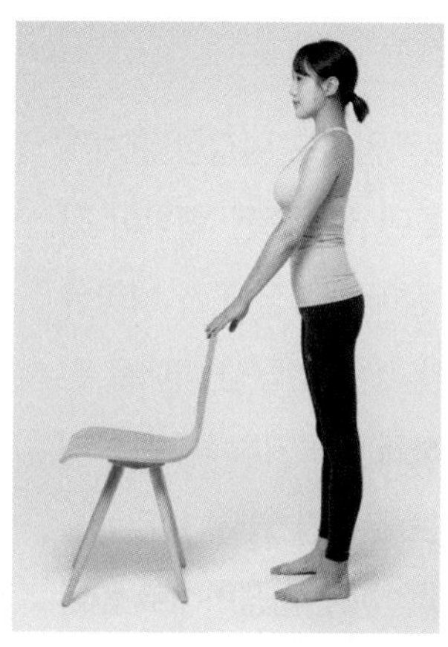

고령자가 엉덩이 강화 스트레칭을 할 때에는 균형을 잃고 넘어지지 않도록 의자 등받이나 벽에 손을 짚고 하면 좋습니다.

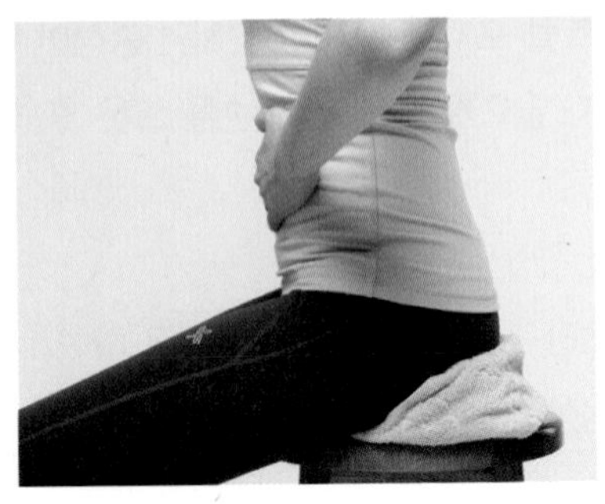

서서 하기 힘든 분은 목욕타올을 도너츠 형으로 말아서 의자에 놓고 그 위에 앉아서 하면 앉은 채로도 하기 쉽습니다.

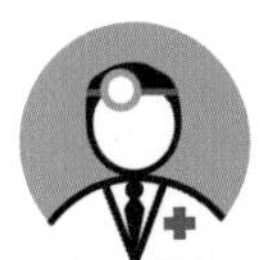

닥터's 코멘트

마미 신경은 방광이나 직장의 움직임과도 밀접한 관계가 있습니다. 그러므로 마미형 척추관 협착증은 협착이 진행됨에 따라 방광이나 직장의 장애(배설장애)가 나타날 확률이 높아집니다. 고령 남성의 경우, 전립선 비대로 인해 요도가 압박되어 소변이 약하게 나오거나 빈뇨, 뇨의 절박감, 야간 빈뇨 등이 나타나는 경우가 있습니다. 배뇨장애가 척추관 협착증에 의한 것인지 전립성비대로 인한 것인지를 판별하려면 저림 등의 신경증상이 있는지를 확인할 필요가 있습니다.

15 지팡이 및 실버카트의 선택 방법과 사용법을 알려 주십시오

[지팡이 사용법]

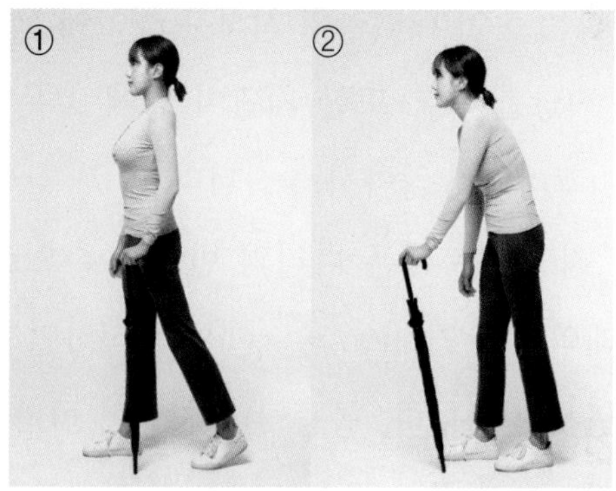

① 다리 저림이 없을 때

지팡이를 짚을 때에 처음에는 등뼈의 내츄럴라인을 유지하면서 몸 옆을 짚으면서 걷는다.

② 다리 저림이 있을 때

다리가 저리기 시작하면 지팡이로 몸 앞쪽을 짚으면서 걷고 앞으로 숙인 자세를 취한다.

척추관 협착증으로 인해 보행이 불안한 사람에게는 잡기 쉽고 체중을 싣기 쉬우며, 가지고 다니기 쉬운 T자형 지팡이가 좋습니다. 지팡이의 길이는 지면에 닿았을 때 잡은 손이 대퇴골의 시작부 높이에 오도록 하는 것이 적당합니다. 또한 지팡이 끝에 고무가 달려 있으면 미끄러지지 않아서 좋습니다.

T자형 지팡이는 아픈 다리의 반대쪽 손으로 쥐고, 등뼈 본래의 S자 커브(내츄럴 라인)를 의식하면서 몸 옆을 짚으면서 걷습니다. 통증이나 저림이 나타나기 시작하면 지팡이로 몸 앞쪽을 짚으면서 앞으로 숙인 자세를 취합니다.

T자형 지팡이는 접이식도 시판되고 있습니다. 평소에 쓰지 않더라도 만일을 위해 들고 다니기에도 좋습니다.

[실버카트 사용법]

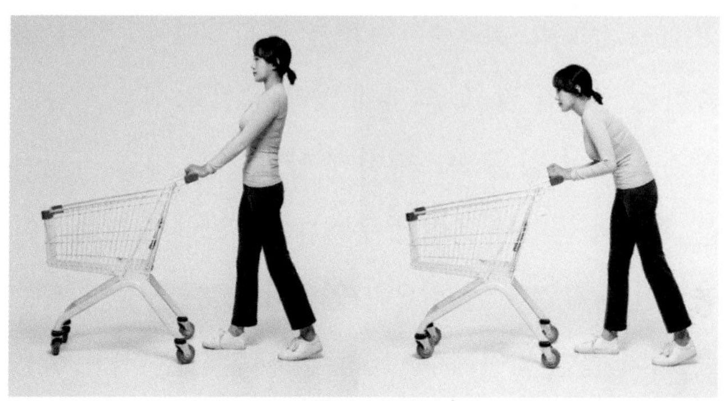

실버카트를 사용할 때도 처음에는 등뼈의 내츄럴라인을 유지하면서 몸 가까운 쪽에서 밀면서 걷는다.

다리가 저리기 시작하면 실버카트를 조금 앞으로 밀고 숙인 자세로 민다.

실버카트는 척추관 협착증으로 보행이 불안한 사람을 도울 뿐 아니라, 외출 시 쇼핑 카트나 의자 대신으로도 이용할 수 있습니다.

구입할 때는 용도를 잘 검토하십시오. 예를 들어 쇼

핑용인 경우는 수납용량과 중량의 균형이 잡힌 미들형(컴팩트형과 박스형의 중간 크기)을 추천합니다. 멀리 외출하는 경우가 많고, 의자에 앉아서 쉬고 싶은 사람은 앉는 부분이 넓은 박스형이 적합합니다. 어느 타입이든 핸들의 높이를 조절할 수 있는지, 브레이크 조작이 용이한지 확인해 둘 필요가 있습니다. 핸들 높이 기준은 키의 절반 높이에 5~15cm을 더한 것입니다. 사용법은 앞 장의 그림을 참조하십시오.

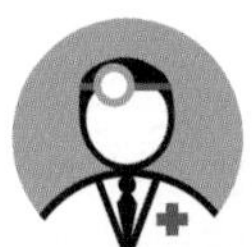

닥터's 코멘트

지하철이나 버스 등에서 선 채로 있을 때에 통증이나 저림이 나타나면, 앞으로 구부린 자세를 취하십시오. 그때 통증이나 저림이 생긴 쪽 다리를 뒤로 빼서 앞뒤로 가볍게 다리를 벌리면, 통증이나 저림이 더 빠르게 회복됩니다.

16 집안일 및 일상생활을 할 때 허리가 아픈데 어떻게 해야 하나요?

1. 요리

조리대의 높이는 직립했을 때에 배꼽보다 약간 낮은 편이 가장 좋습니다. 그 이상 높은 경우에는 단단한 받침대를 바닥에 깔아서 높이를 조절하십시오. 또한 증상이 있는 쪽 발을 10~20cm 정도 높아지도록 받침대 등에 올려놓으면 허리의 부담이 경감되어 증상이 잘 나타나지 않게 됩니다. 오랜 시간 선 채로 요리 등의 작업을 하는 것은 힘들기 때문에 가능한 한 의자에 앉아 작업하십시오.

2. 청소

청소기의 손잡이 길이를 조절해서 상체를 세운 채 합

니다. 걸레질은 손잡이가 긴 대걸레를 권하지만, 걸레를 사용할 경우에도 구부린 자세는 피하고 한쪽 무릎을 댄 상태로 앉아서 하십시오.

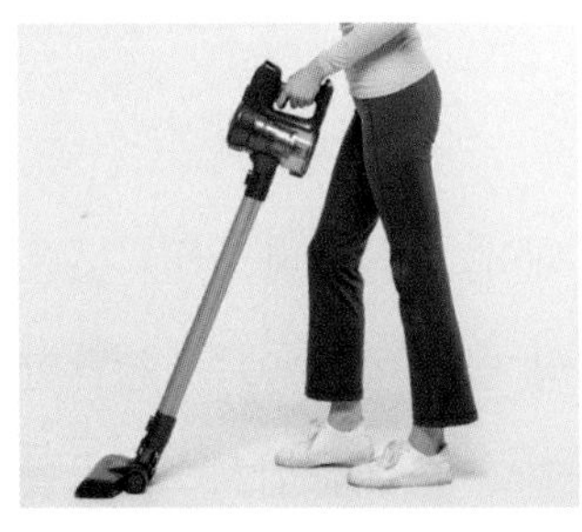

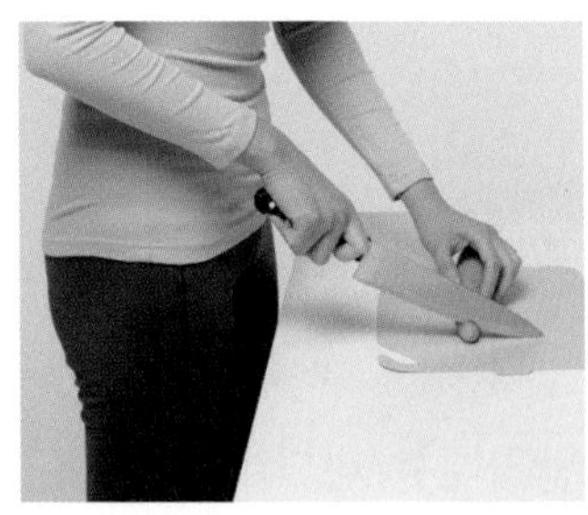

청소기 돌리기

손잡이를 길게 조절한다. 무릎을 가볍게 구부린다. 발을 전후로 벌리고 때때로 교체한다.

요리

조리대는 팔꿈치 높이보다 약간 낮은 것이 적당하다. 무릎을 가볍게 구부린다. 10~20cm의 받침대에 발을 올려놓는다.

3. 다리미질

서서 할 때는 양발을 전후로 벌리고 아픈 쪽 발을 뒤로 뺀 상태로 작업하십시오. 앉아서 할 경우에는 무릎을 세운 채로 하면 척추관의 부담이 가벼워집니다.

4. 세탁

세탁바구니를 허리 정도 높이의 받침대 등에 올려놓습니다. 의자 등에 앉아서 처음에는 옷걸이에 거는 작업을 한 후에 말리면 계속 선 채로 있지 않아도 되므로 허리의 부담이 경감됩니다. 빨래를 거는 위치는 허리를 젖히지 않아도 좋도록 다소 낮은 편이 좋습니다.

5. 운전

자동차를 운전할 때는 운전석의 좌면에 수직으로 좌골이 위치하도록 앉으십시오. 이렇게 하면 허리의 부담을 경감하고 장시간 의자에 앉아 있어도 피로가 덜하게 됩니다.

운전석 등받이와 좌면의 각도는 100~110도 정도 뒤로 젖히고 등을 등받이에 바짝 붙여서 허리와 등받이의 사이에는 자동차 용품으로 판매되고 있는 '허리 베개'를 둡니다. 허리베개가 없을 때에는 둥글게 말은 목욕 타올이나 쿠션으로 대신해도 좋습니다.
운전 중에는 틈틈이 휴식을 취하고 1시간에 1회 이상 차 밖으로 나와서 허리 펴기를 합시다.

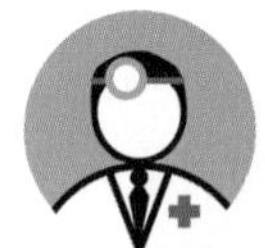

닥터's 코멘트

자동차를 타거나 내릴 때에는 아무래도 구부정한 자세를 취하게 됩니다. 더구나 좌석에 앉기 위해서 몸을 크게 비틀기 때문에 척추관을 압박하는 경우도 있으며 주의가 필요합니다. 허리에 부담을 덜 주면서 승차하려면 좌석의 측면을 등지고 걸터앉은 후, 몸을 반회전하여 회전축을 직각으로 유지하면서 상반신과 하반신이 뒤틀리지 않게 정면을 바라보는 것이 좋습니다. 차에서 내릴 때는 문 쪽으로 몸 전체를 반회전시킨 후에 내리십시오. 그렇게 하면 허리를 뒤틀지 않고도 승하차를 할 수 있습니다.

17 잘 때의 자세 및 주의사항에 대해서 알려 주세요

허리에 부담을 덜 주는 취침 자세는 옆을 향해 눕거나 위를 보고 눕는 자세입니다. 양쪽 모두 허리가 젖혀지기 힘들며, 척추관이 좁아질 위험이 없기 때문입니다. 통증이나 저림 발생을 억제하고 쾌적하게 잘 수 있습니다. 옆을 보고 누울 때에는 새우처럼 허리를 둥글게 하고 무릎을 가볍게 구부리십시오. 그렇게 하면 척추관이 둥글어져서 신경압박이 완화됩니다. 위를 보고 누울 때에는 옆으로 보고 누울 때와는 달리 새우처럼 등을 굽힐 수 없기 때문에 쿠션이나 둥글게 말은 방석을 무릎 밑에 받쳐 놓습니다. 이렇게 가볍게 허리를 세워서 자면 좁아진 척추관이 넓어집니다. 엎드려서 자면 허리가 젖혀지기 쉽기 때문에 권하지 않지만,

오랜 습관 때문에 엎드려서 자야 쉽게 잠드는 사람은 배 밑에 쿠션이나 방석을 깔면 좋습니다.

[허리에 부담을 덜 주는 취침 자세]

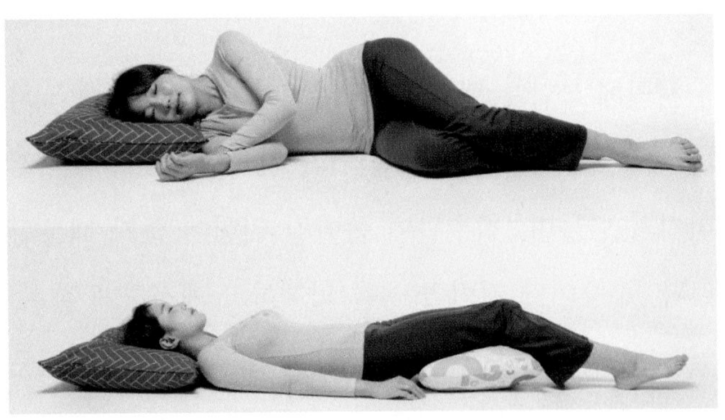

① 옆을 보고 눕는 자세

옆을 보고 누울 때는 새우처럼 허리를 구부리고 무릎을 가볍게 구부린다.

② 위를 보고 눕는 자세

위를 보고 누울 때는 쿠션이나 둥글게 말은 방석을 무릎 밑에 두면 좋다.

[이불과 베개 선택법]

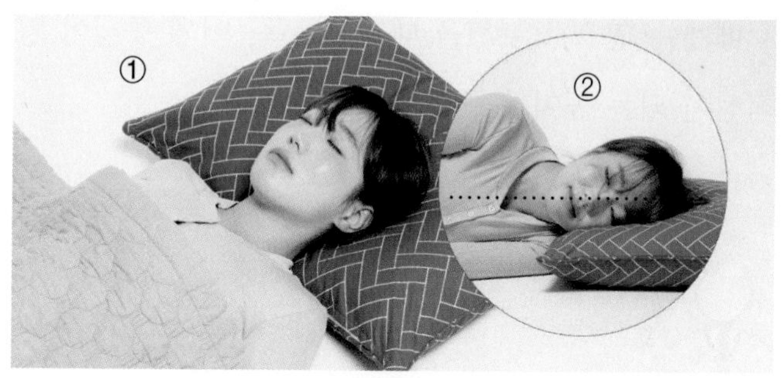

① 가볍고 몸을 움직이기 편한 이불

② 옆으로 누웠을 때 머리, 목, 어깨의 중심이 일직선이 되는 베개

침대는 몸을 움직이기 쉬운 딱딱한 침구를 선택하는 것이 이상적입니다. 몸을 뒤척일 때 무의식중에 혈류가 촉진되어 낮에 뒤틀렸던 골격이 바로잡혀지기도 하기 때문입니다. 바닥에 얇은 요를 한 장 까는 정도의 딱딱함을 기준으로 하면 됩니다. 부드러운 침구는 얼핏 몸에 편안할 것 같지만, 허리가 가라앉아서 척추관이 좁아지기 쉽기 때문에 적합하지 않습니다. 덮는

이불도 가볍고 몸을 뒤척이기 쉬운 것이 좋습니다.

베개는 옆으로 누웠을 때 머리, 목, 어깨 중심이 일직선이 되는 높이가 좋습니다.

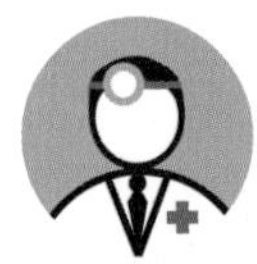

닥터's 코멘트

아침에 일어난 후 요통이 심하면 하루 종일 컨디션이 좋지 않고 일상생활에 지장을 초래합니다. 통증이 악화되지 않도록 하려면 다음과 같은 방법으로 일어나면 좋습니다. 먼저 눈을 떠도 곧바로 일어나지 마십시오. 수면 중에는 거의 몸을 움직이지 않기 때문에 근육이 뭉치거나 관절의 움직임도 나빠진 상태입니다. 이불 속에서 허리를 문지르거나 허리를 천천히 앞뒤로 움직이면서 몸을 풉니다. 침대에서 일어날 때는 옆을 보고 누운 후, 허리와 무릎을 구부리고, 양다리를 침대 끝으로 둔 후 다리를 먼저 내린 후에 손으로 침대를 짚고 상체를 일으켜서 침대에 앉은 자세에서 일어나면 허리에 부담이 되지 않습니다.

18 척추관 협착증 환자에게 적합한 신발, 양말, 가방은?

발에 맞지 않는 신발을 신고 있으면 발바닥이나 발가락 근육이 피로해지고, 장딴지나 허벅지 근육에도 부담을 주게 됩니다. 그러한 하지의 문제는 상반신에도 전해져서 골반이 불안정해지거나 등뼈에 왜곡이 생기게 되는 것입니다. 요추에 대한 부담을 경감시키기 위해서라도 신중하게 신발을 골라야 합니다.

신발을 구입할 때에는 발의 사이즈를 정확히 알고 반드시 신어 보고 걸어 본 후에 편안히 걸을 수 있는 신발을 선택하십시오. 이때, 발끝이 자유로운 디자인의 신발을 고르면 발바닥으로 밀고 나가기 쉽고 버팀력이 생겨서 발을 헛딛는 일이 적어집니다.

하이힐이나 샌들을 피하고, 발꿈치를 에워싸는 디

자인의 신발을 선택하는 것도 중요합니다. 신발끈이 나 벨트가 달린 것은 보행시의 안정감을 높혀 줍니다.

또한 양말 선택도 중요합니다. 척추관 협착증인 사람은 발가락 양말을 권합니다. 보행 시에 발의 버팀력이 향상되고 몸의 균형이 좋아집니다. 걸을 때에는 발가락으로 지면을 꽉 잡듯이 걸으면 추진력이 좋아지고 보행 거리도 길어질 것입니다.

가방을 들 때에는 힘이 더 센 쪽 팔로 드는 사람이 많습니다. 또는 항상 같은 어깨에 백을 메거나 같은 손에 가방을 드는 버릇이 있는 사람도 많습니다. 하지만 한쪽에만 하중을 주게 되면 근육의 밸런스가 망가져서 등뼈나 골반이 뒤틀리기 쉽습니다. 척추관 협착증 환자라면 하반신 통증이나 저림이 악화되는 원인이 되기도 합니다.

척추관 협착증 환자에게 권하는 것은 배낭입니다.

배낭을 등에 메면 약간 앞으로 구부린 자세가 되므로 좁아진 척추관이 넓혀져서 신경압박이 완화되기 때문입니다. 지하철에서 앉을 때에는 배낭을 가슴에 끌어안으면 자연스럽게 등이 구부러져서 편안한 자세를 유지할 수 있습니다. 짐을 넣을 때에는 백팩의 아래쪽에 가벼운 것, 위쪽에 무거운 짐을 넣으면 균형 잡기가 쉽고 메기 쉬워집니다. 어깨끈은 너무 길게 하지 말고, 몸에 밀착할 수 있게 하십시오.

19 어떤 음식을 먹는 것이 좋을까요?

척추관 협착증 환자는 뼈, 연골, 근육의 재료가 되고 혈류를 좋게 하여 신경회복을 촉진하는 식품을 적극적으로 먹어야 합니다.

구체적으로는 뼈의 중요한 성분인 칼슘이나 비타민 D를 의식적으로 먹도록 합시다. 추간판이나 인대를 보존하기 위해서는 콜라겐이나 콘드로이틴, 엘라스틴이 중요한 역할을 합니다. 근육의 재료가 되는 아미노산(단백질의 구성성분)과 더불어 체내에서 콜라겐 합성을 촉진하는 비타민 C도 필요합니다.

아울러 손상된 신경을 회복하려면 비타민 B군 중에서도 비타민 B12가 중요합니다. 간헐적 파행은 혈류 개선 약을 먹는 것이 첫 번째 선택지이며, 혈액을 늘려서 혈류를 촉진하는 미네랄(무기영양소)인 철, 비타민

B군의 엽산과 같은 영양소도 중요합니다.

뼈가 약해지면 척추관 협착증이 악화되기 쉬운데, 그 이유는 칼슘 부족 때문입니다. 하루 칼슘 소요량은 성인의 경우 600~700mg으로서, 현대인은 의식적으로 칼슘을 섭취하지 않으면 부족하기 쉽습니다.

그래서 칼슘이 많은 식품을 적극적으로 먹어야 합니다. 가장 손쉬운 칼슘 식품은 우유인데 우유의 칼슘량은 100g당 110mg입니다. 우유를 마시면 속이 아픈 사람은 요구르트로 섭취하면 좋습니다.

그 밖에 칼슘이 많은 식품은 멸치류, 해조류, 대두나 두부, 낫또 등의 대두식품이 있습니다.

하지만 체내 흡수가 나쁜 것이 약점인데, 우유의 칼슘 흡수량은 40%, 생선은 33%입니다. 그렇기 때문에 목표량을 섭취하는 것이 어렵습니다.

이것을 보충하려면 비타민 D나 마그네슘 등 칼슘 흡수를 높이는 작용을 하는 영양을 함께 섭취할 필요가 있습니다.

척추관 협착증은 추간판의 약화도 큰 원인이 됩니다.

추간판을 구성하는 것은 콜라겐collagen, 콘드로이틴chondroitin, 엘라스틴Elastin이라는 성분입니다. 이들 재료나 단백질 섭취가 부족하면 추간판의 탄력이 상실되고 추간판이 터져서 변형되거나 추골의 변형이 진행되어서 척추관 협착이 진행되기 쉽습니다. 그래서 추간판의 건강을 유지하기 위해서는 연골의 성분이 되는 영양소를 섭취해야 합니다.

콜라겐은 동물의 피부나 연골, 내장 등에 많이 함유되어 있으며, 육류 중에서는 소, 돼지의 힘줄이나 안심, 닭 날갯죽지나 연골 등으로 섭취할 수 있습니다. 어패류 중에는 통째로 먹을 수 있는 정어리나 멸치 등의 작은 생선이 좋습니다.

콘드로이틴은 아욱이나 마, 맛버섯 등의 끈적거리는 식품에 많으며, 엘라스틴은 소, 돼지의 힘줄이나 심장, 다랑어, 연어, 정어리 등에 비교적 많이 들어 있습니다.

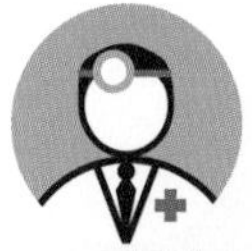

닥터's 코멘트

설탕을 많이 먹으면 우리 몸은 산성화가 됩니다. 이때 우리 몸은 항상성을 가지고 있어 산성화된 몸을 다시 적정 상태로 만들기 위해 다른 기관에 저장된 미네랄을 꺼내기 시작합니다. 그 대표적인 미네랄이 '칼슘'입니다.

처음에는 우리 몸에 저장해 놓은 칼슘을 사용하지만 그것이 고갈 상태에 이르게 되면, 신체 조직에 있는 칼슘을 꺼내 쓰게 됩니다. 뼈와 치아에서 칼슘을 꺼내 써야 하는 지경에 이르게 되면 골다공증이 되기 쉬워집니다. 뼈가 약해지면 변형이 촉진되며 몸의 이곳저곳에서 신경을 압박하여 아프기 시작합니다. 반대로 당질조절식을 하면 이런 뼈의 변형으로 인한 통증도 예방할 수 있습니다.

20 협착증 증상 개선에 도움이 되는 비타민에 대해 알려주세요

비타민B군

척추관 협착증은 협착으로 인해 신경이 장애를 일으켜서 하반신에 통증이나 저림이 나타나는 병입니다. 그렇기 때문에 신경장애를 회복시키는 영양소인 비타민 B12를 섭취할 것을 권장합니다. 비타민 B12에는 적혈구 생성을 돕고 말초신경을 회복하는 작용이 있습니다. 비타민 B12가 많이 함유된 식품으로는 바지락, 꼬막, 함박조개, 굴과 같은 조개류가 있습니다. 그 밖에도 정어리나 꽁치, 소, 닭, 돼지의 간, 우유나 치즈에도 풍부하게 함유되어 있습니다.

또한 신경장애 회복을 목적으로 한다면 같은 비타민 B군인 엽산도 함께 보충하면 좋습니다. 엽산은 소,

돼지, 닭의 간이나 치즈에 많이 들어 있으며, 모로헤이야, 파슬리, 시금치, 브로콜리와 같은 녹황색 야채로도 섭취할 수 있습니다.

비타민 B12와 엽산을 함께 보충하면 비타민 B12 단독일 경우에 비해 약 2배나 신경장애 회복이 빨라진다는 연구보고도 있습니다.

비타민D

뼈를 위한 비타민이라면 비타민 D를 말합니다. 뼈의 형성에 꼭 필요한 칼슘의 대사와 밀접한 관계가 있습니다.

소장의 칼슘 흡수를 촉진하거나 혈액 속의 칼슘을 뼈에 침착시키는 것이 비타민 D의 중요한 역할입니다. 또한 거꾸로 혈액 속의 칼슘이 부족한 경우에는 뼈에서 칼슘을 방출하여 혈중 농도를 일정하게 유지합니다. 다시 말해 척추관 협착증 때문에 골량을 늘리려고 한다면, 뼈의 성분이 되는 칼슘뿐만 아니라 칼슘 흡수를 돕는 비타민 D를 병용할 필요가 있습니다.

비타민D의 1일 섭취량은 성인의 경우 5.5마이크로그램입니다. 비타민 D는 정어리, 연어알, 연어 등의 어패류, 표고버섯, 잎새버섯과 같은 버섯류에 많이 들어 있습니다.

또한 햇빛을 쬐면 몸 안에서 합성되는 것도 비타민D의 특징입니다. 비타민D 생성을 위해 매일 20~30분 정도 야외에서 산책하면 좋습니다.

비타민C

척추관 협착증은 추간판의 상태가 깊이 관여합니다. 추간판의 탄력이 상실되면 추골끼리 마찰을 일으켜서 골극(가시)이 형성되기 쉽고, 이것이 원인이 되어 척추관이 좁아지고 신경을 압박하는 것입니다.

추간판 변성은 주로 노화에 의한 것이지만 노화를 앞당기는 요인 중 하나는 흡연입니다. 그 이유는 흡연으로 체내의 비타민C가 크게 감소하기 때문입니다.

추간판의 주성분인 콜라겐은 체내에서 합성되는데 그 때 꼭 필요한 영양소가 비타민C입니다. 혈류를 악화시키고 근육이나 인대를 경직시키는 니코틴의 폐해도 간과해서는 안 됩니다. 흡연습관이 있고 척추관 협착증으로 인한 만성적인 요통이나 다리저림으로 고생하는 사람은 먼저 금연을 해야 합니다.

동시에 비타민C를 열심히 섭취하십시오. 비타민C는 레몬이나 딸기 등의 과일, 파슬리나 브로콜리 등의 야채에 풍부합니다. 시판되는 비타민C(아스코르빈산) 분말을 이용하는 것도 좋은 방법입니다.

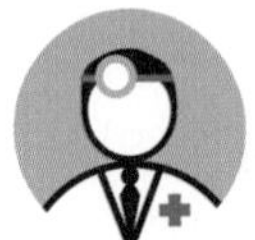

닥터's 코멘트

흔히 지방이라고 하면 무조건 해로운 것으로 여기고 꺼리는 경향이 있지만, 지방은 우리 몸의 주요 에너지원으로 세포 재생과 체온 조절에 중요한 역할을 합니다. 지용성 비타민(A, D, E, K)의 흡수에도 필수적입니다.

'착한 지방'으로 불리는 불포화지방산은 고등어와 참치 등 생선과 견과류에 주로 함유돼 '좋은 콜레스테롤(HDL)' 수치는 높이고, '나쁜 콜레스테롤(LDL)' 수치는 낮춥니다.

21 당질의 과잉섭취도 척추관 협착증을 악화시키나요?

콜라겐이나 엘라스틴은 근육, 인대, 연골, 뼈에 많이 존재하며, 섬세하고 강하며 부드러운 관절의 움직임을 가능케 합니다.

하지만 당질을 오랫동안 과잉섭취하면 체내의 당화가 진행되어 AGE(종말 당화산물)라는 유해물질이 생성되고 축적되어서 전신의 노화가 진행됩니다. 구체적으로는 근육이나 힘줄, 인대가 딱딱해지고 연골도 유연성을 잃고 약해지며 등뼈의 추간판이 손상되기 쉬워집니다.

또한 당화로 인해 뼈의 콜라겐이 열화되면 골조직 강도가 저하되는 골다공증이 되어 척추가 변형되고 척추관 협착증을 일으키는 원인이 됩니다.

하지만 거꾸로 생각하면 전신의 당화를 억제할 수 있다면 관절조직 본래의 움직임이 회복되고 통증이나 저림의 예방, 개선효과를 기대할 수 있습니다.

당질이 많이 든 음식은 밥, 빵, 면류 등의 주식입니다. 만성 요통이나 다리 저림으로 고생하는 사람은 주식을 줄이고, 고기, 생선, 이파리 야채를 중심으로 먹는 식사로 바꿔야 할 것입니다.

만성적인 요통으로 고생하는 사람은 뼈를 지탱하는 근육에도 주목해야 합니다.

근육량을 늘리고 근육을 강화하는 재료가 되는 것은 단백질입니다. 근육은 40대부터 매년 0.5~1퍼센트씩 감소한다고 하는데, 근육 감소를 예방하려면 매일 음식으로 단백질을 보급하는 것이 중요합니다. 성인 남성 기준 하루 60그램, 성인 여성 기준 50그램의 단백질을 섭취하도록 권장하고 있습니다.

식품에 들어 있는 아미노산의 균형을 나타내는 지표가 '아미노산 스코어'입니다. 최고 수치는 100으로 수치가 높을수록 각종 아미노산을 함유한 양질의 단백질입니다.

참고로, 대두, 달걀, 우유, 소고기, 돼지고기, 닭고기, 생선류의 아미노산 스코어는 100입니다. 고령일수록 육식을 기피하는 사람이 많은데, 양질의 단백질을 효과적으로 섭취하기 위해서는 여러 종류를 적당하게 섭취하도록 하십시오. 식후에 컵 한 잔의 우유를 마시거나 디저트로 요구르트 등의 유제품을 먹으면 하루 단백질 섭취량을 무리 없이 늘릴 수 있습니다.

또한 섭취한 영양이 체내에서 뼈나 연골의 재료로 쓰이거나 혈류를 개선하는 데 도움이 되기 위해서는 장내 환경을 정비해 둘 필요가 있습니다.

이때 주목받는 것이 '장내 플로라(장내세균총)'입니다. 장 속의 유익균을 늘리면 영양분의 소화흡수를 크게 향상시킬 수 있습니다.

유익균을 늘려주는 식품은 유산균, 올리고당, 식이섬유입니다. 유익균의 대표격인 유산균에는 장 속 비피더스균을 늘리는 작용이 있으며, 요구르트나 쌀겨, 김치 등의 발표식품으로 섭취할 수 있습니다. 또한 비피더스균의 먹이가 되는 올리고당은 벌꿀, 바나나, 양파 등에 많이 들어 있습니다.

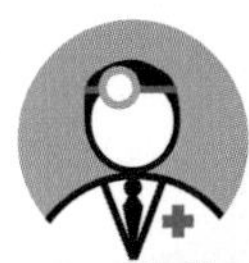

닥터's 코멘트

식이섬유에는 변의 양을 늘려서 연동운동(내용물을 밀어내는 작용)을 촉진하고 변비를 예방하여 장내환경을 정비하는 작용이 있습니다.
콩, 감자, 근채류, 버섯 등 변의 부피를 늘리는 불용성 식이섬유 이외에도 해조류 등의 수용성 식이섬유를 섭취하여 변통을 좋게 할 수 있습니다.

22 다이어트는 꼭 해야 하나요?

배에 지방이 쌓이면 몸의 균형을 잡기 위해 배를 내밀고 허리를 젖히는 자세가 되기 쉽습니다. 이 때문에 척추관이 좁아져서 신경이 압박되고, 척추관 협착증을 악화시키게 됩니다. 아울러 몸에 여분의 지방이 있으면 그 무게로 허리나 고관절, 무릎의 부담이 커져서 통증이 심해지고, 통증으로 인해 운동을 하지 못하게 되는 악순환이 발생합니다.

운동이 부족하게 되면 근육량이 줄고 골밀도도 감소하여 골다공증을 초래하기 쉬워집니다. 그로 인해 근육량이 적기 때문에 발을 헛딛거나 넘어지기 쉬워지고, 골밀도가 낮기 때문에 골절되어 일어나지 못하게 되는 사람도 있습니다.

하지만 무리한 다이어트는 금물입니다. 특히 영양

밸런스를 고려하지 않고 무작정 식사량만 줄이게 되면 체중은 감소해도 동시에 근육량이나 골량까지 줄어버립니다. 다이어트의 비결은 하루 세끼를 기본으로 영양 밸런스가 좋은 식사를 하는 것입니다. 과식과 편식을 멈추고, 식사를 80% 정도의 포만감이 올 정도로 해야 합니다. 또한 가능한 한 범위에서 운동이나 산책을 하면 근육을 유지하고 섭취한 칼로리를 소비할 수 있습니다.

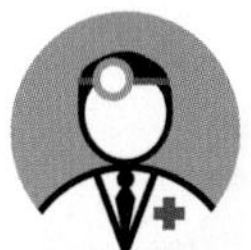

닥터's 코멘트

무릎이나 허리 통증으로 병원에 간 적이 있는 분들은 다 알 정도로 '체중을 줄이라'고 하는 경우가 매우 많습니다. 비만은 아무래도 무릎이나 허리에 부담을 주며, 지방이 많으면 신경을 압박하기 쉽기 때문입니다.

실제로 허리 척추관 협착증으로 수술을 권유받았던 사람이 당질조절식을 실행했더니 비만이 해소되고 수술할 필요가 없어졌다는 사례도 있습니다. 당질조절식으로 비만이 해소되면 신경압박이 덜어진 것도 있고, 나빠진 혈류가 회복됨으로써 근육이나 신경에 좋은 영향을 끼쳤기 때문입니다.

23 협착증에 좋은 혈자리를 알려 주세요

척추관 협착증은 예전부터 동의보감에서는 십종요통十種腰痛, 각기脚氣, 비증痺症, 위증痿症, 요퇴통腰腿痛, 마목痲木의 범주로 보고 치료해 왔습니다. 각각 증상의 원인에 따라서 근육을 강화하거나, 면역력을 증강시키거나, 체중을 감소시키나, 복압을 줄여 허리의 부담을 덜어 주는 처방 등으로 치료를 하게 됩니다.

통증이 있을 경우 사용하는 혈자리들도 몇 가지가 있는데, 일상생활에서 이 혈자리들을 자극해 주는 것도 혈액 순환과 근육 이완에 도움이 될 수 있습니다. 대표적인 혈자리를 보면 다음과 같습니다.

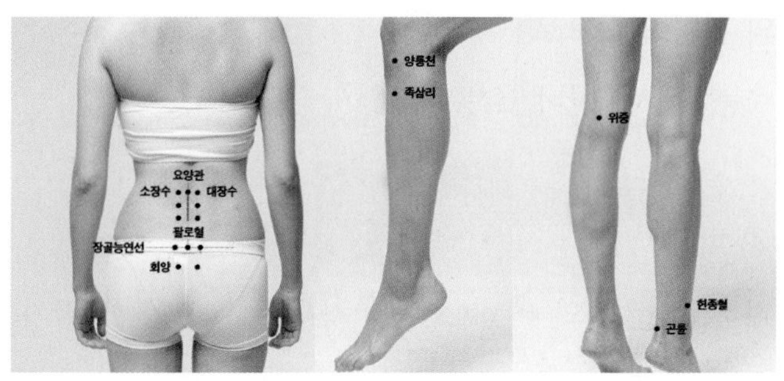

(1) 요양관

위치: 양쪽 장골능 높이에서 허리의 정 중앙

효능: 모든 요통

(2) 팔료혈

위치: 요양관 아래 천골부위에서 중심선으로부터 1.5cm 정도씩 양쪽으로 세로로 4개씩

효능: 모든 요통

(3) 대장수, 소장수

위치: 팔료혈 위쪽 2개 혈자리에서 옆으로 1cm 정도

의 위치 양쪽으로

효능: 설사, 변비, 요통

(4) 회양

위치: 항문 위의 뼈(꼬리뼈)에서 좌우로 손가락 1개 굵기

효능: 요통, 좌골신경통, 월경 시 요통, 항문 주위 질환, 생식기 및 비뇨기계 질환

(5) 족삼리

위치: 무릎뼈 아래의 움푹 패인 곳에서 손가락 4개 굵기만큼 정강이 쪽

효능: 각종 소화기 질환, 기력 부족, 좌골신경통

(6) 위중

위치: 무릎 위(오금)의 정 가운데

효능: 요통, 좌골신경통, 다리 저림, 종아리 피로감, 다리 뒤가 저릴 때

(7) 양릉천

위치: 무릎 바깥쪽 뼈(비골)의 튀어나온 부분 바로 앞, 아래의 움푹 패인 곳

효능: 무릎통증, 좌골신경통, 다리 옆이 저릴 때

(8) 현종

위치: 바깥쪽 발목 복숭아뼈로부터 위쪽으로 손가락 4개 굵기만큼 위쪽

효능: 좌골신경통, 다리 옆이 저릴 때

(9) 곤륜

위치: 아킬레스건 바깥쪽 움푹 들어간 부위

효능: 요통, 좌골신경통, 다리 뒤가 저릴 때

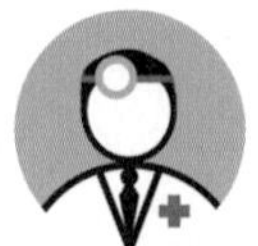

닥터's 코멘트

요통이나 디스크, 척추관 협착증에 사용하는 혈자리들은 대부분 한 개의 혈자리만으로 효과가 나지 않고 몇 가지 혈자리의 조합이 이뤄질 때 가장 효과가 납니다. 다음과 같은 상태에서는 지압을 피해 주세요.

– 심한 공복상태나 음주 후

– 임산부

– 피부질환, 피부가 예민한 경우

– 심장질환 등 기초적인 체력이 부족한 경우

- 근본적인 치료를 위해서는 환자분의 몸의 상태에 맞게 전문가인 한의사에게 치료를 받으셔야 합니다.

출간후기

이 책이 척추관 협착증이라는 병에 대한 정확한 이해와 올바른 치료를 도울 수 있기를 희망합니다!

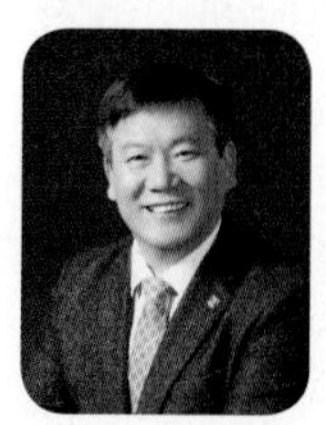

권선복(도서출판 행복에너지 대표이사)

현대인이 가장 많은 질환을 가지고 있는 신체 기관이 어디일까요? 여러 부분이 있을 테지만 그중 하나가 바로 척추일 것입니다. 먼 옛날, 원시 인류가 직립보행하면서 우리의 척추는 큰 부담을 지게 되었습니다. 게다가 옛 조상들과 비교하여 현대인들은 앉아서 생활하는 시간이 늘어났고, 많은 경우 몸에 좋지 않은 자세로 앉게 되어 척추에 여러 가지 병이 생기기 쉬운 것은 어쩔 수 없는 것일지도 모르겠습니다.

이 책『척추관 협착증 Q&A』는 이러한 척추질환들 중에서도 고령이신 분들에게 특히 많이 관찰되며 수술로도 쉽게 완치되지 않는 질환으로 알려진 '척추관 협착증'의 정확한 정의와 검사 방법, 보존적 치료 방법과 수술치료 방법의 장단점, 한의학적 보존치료의 장점, 척추관 협착증 진단을 받은 이후 지켜야 할 생활 습관 등 협착증 환자가 알아야 할 가장 중요한 정보들을 알려주고 있는 책입니다.

책은 척추관 협착증 치료의 경우 무엇보다 환자 개인의 현재 상황을 정확히 파악하고 거기에 맞추어 처방을 내리는 것이 가장 중요하다고 강조합니다. 장기적인 관점으로 병을 바라보고 현재 상황에 맞는 치료 방법과 관리를 선택하여 궁극적으로는 환자의 삶의 질을 올리는 것이야말로 척추관 협착증 치료에 있어서 가장 중요한 부분이라는 것입니다.

또한 이렇게 균형 잡힌 치료를 위해 책은 척추관 협

착증을 수술로 치료하는 것은 협착이 매우 심각하여 마비, 배변 이상 등의 심각한 신경 이상 증세가 나타나거나, 단순 협착 이외의 복합적이고 위급한 원인이 있는 경우 등으로 한정하고 도침, 봉침, 추나, 한약요법 등의 한의학적 치료와 함께 협착증의 증상에 따른 맞춤형 운동관리를 통해 삶의 질을 올리는 치료방법을 제안하고 있습니다.

척추관 협착증은 장기적으로 증상을 나타내는 질병으로서 장시간 보행 등을 힘들게 함으로써 신체의 다른 부분에도 악영향을 끼치게 되는 질병입니다. 이 책『척추관 협착증 Q&A』를 통해 더 많은 분들이 척추관 협착증이라는 병을 정확히 이해하고 자신에게 맞는 치료를 할 수 있기를 기원 드리며 기운찬 행복에너지 선한 영향력과 함께 보내 드리겠습니다.

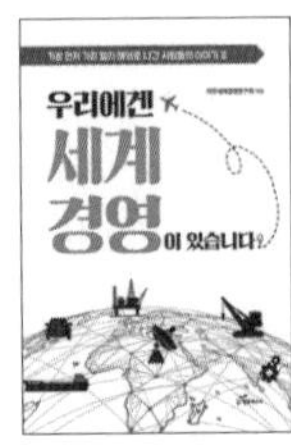

우리에겐 세계경영이 있습니다

대우세계경영연구회 엮음 | 값 22,000원

『우리에겐 세계경영이 있습니다』는 2012년 출간되었던 『대우는 왜?』의 후속작이다. 누구보다도 먼저, 멀리 나아가 미지의 해외시장을 개척한 과거 대우그룹 선구자들의 놀라운 일화들과 함께, 대우세계경영연구회가 중심이 되어 운영하는 '미래글로벌청년사업가 과정(GYBM)' 청년들의 성공담이 지금도 살아 숨 쉬는 '세계경영의 대우정신'을 보여준다.

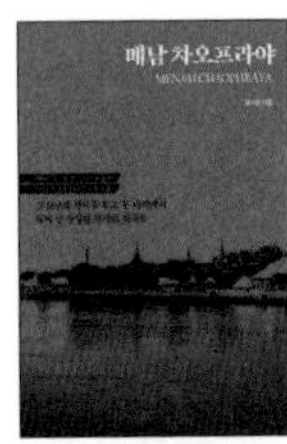

메남 차오프라야

경시몬 지음 | 값 20,000원

『메남 차오프라야』는 태국의 민주화운동을 배경으로 전개되는 로맨스 소설이다. 한국과 태국, 서로 국적이 다른 두 사람의 기적적인 인연은 여러 어려움을 겪지만 민주화운동의 성공과 함께 결실을 맺게 된다. 경시몬 저자는 멀면서도 가까운 두 나라 한국과 태국의 역사적인 동질성과 이해에 더 많은 한국인들이 관심을 가져 주었으면 하는 마음으로 이 책을 집필하게 되었다고 밝혔다.

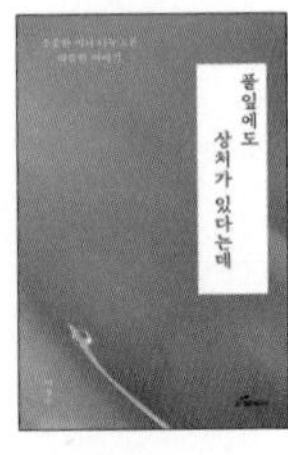

풀잎에도 상처가 있다는데

이창수 지음 | 값 15,000원

이 책 『풀잎에도 상처가 있다는데』는 평범한 일상 속에 존재하는 프레임을 깨는 지적 즐거움을 우리에게 제공해 주는 한편, 끊임없는 경쟁 속에서 지쳐버린 독자들에게 따뜻한 위로를 전달해 준다. 격렬한 경쟁 속에서 수시로 변화하는 이 세상 속 우리 역시 '나무'보다는 '풀잎'에 가까운 존재이기에 당연하게 인식되는 일상과 프레임을 벗어 던진 작가의 따뜻한 시선을 통해 위로받을 수 있을 것이다.

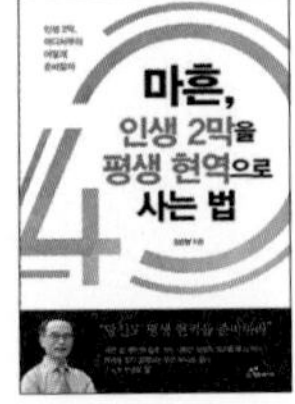

마흔, 인생 2막을 평생 현역으로 사는 법

김은형 지음 | 값 15,000원

현실로 다가온 백세 시대, 당신은 직장 다니면서 퇴직 후 평생 현역 생활을 위한 준비를 해야 한다. 이 책은 퇴직 후에도 평균 40여 년을 더 일해야 하는 현재의 마흔 직장인들이 평생 현역 생활을 위해 준비하는 법과 실천해야 할 원칙들을 제시한다. 이 책이 제시하는 내용을 숙지해 둔다면 당신의 평생 현역 생활을 준비하는 데 훌륭한 길잡이가 될 것이다.

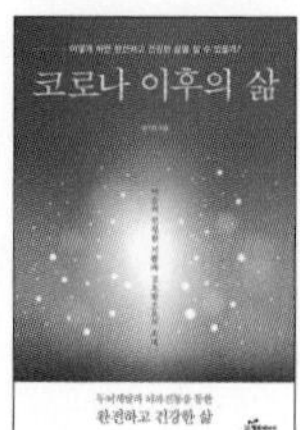

코로나 이후의 삶

권기헌 지음 | 값 16,000원

본서는 2020년 COVID-19 사태를 맞이해 이미 시작되고 있는 전 세계적 새로운 패러다임 속에서 참된 나를 찾아가는 여정을 설명하고 있다. 나는 육신에 갇힌 좁은 존재가 아니라 무한하고 완전한 존재라는 것이 이 책이 담고 있는 생의 비밀이자 핵심이다. 저자가 소개하는 마음수련의 원리를 따라가면 어느새 본서에서 제시하는 몸과 마음에 관한 비밀에 매료되는 자신을 발견하게 될 것이다.

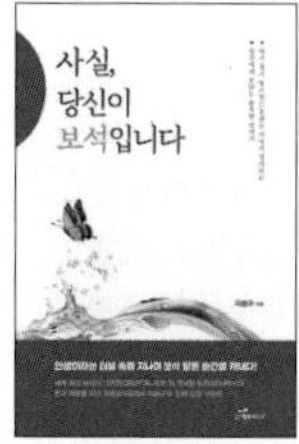

사실, 당신이 보석입니다

이승규 지음 | 값 15,000원

『사실, 당신이 보석입니다』는 자신의 운명에 굴하지 않고 칠전팔기의 노력 끝에 꿈을 달성한 저자의 경험이 고스란히 녹아있는 책이다. 살다보면 내가 원하지 않았던 일이 오히려 나의 꿈을 키워줄 수도 있다는 사실을 굳게 믿은 저자는 졸업 후 스펙 부족의 좌절을 뚫고 영어라는 열쇠에 매달려 호텔과 면세점을 거쳐 국제보석감성자로 우뚝 서게 된다. 어려운 시대, 젊은이들이 다시금 꿈과 희망을 가지는 데에 큰 도움이 될 수 있을 것이다.

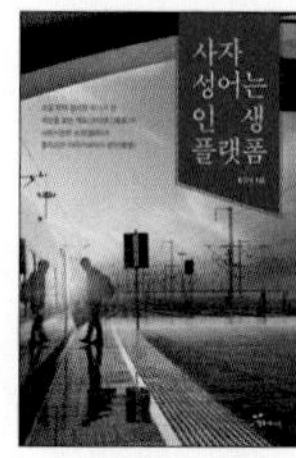

사자성어는 인생 플랫폼

홍경석 지음 | 값 25,000원

이 책 『사자성어는 인생 플랫폼』은 실질적인 소년가장으로서 가정을 부양하며 평생 안 해본 직업이 없을 정도로 힘겹지만 결코 부끄럽지 않은 삶을 살아 온 저자의 일생을 80여 개의 사자성어에 녹여낸 에세이다. 오래된 중국 고사에서 온 사자성어에서부터 저자가 직접 지어낸 사자성어까지, 짧으면서도 다양한 글귀들이 흥미로우면서도 뭉클한 감동을 담아 삶과 인문의 세계를 독자에게 전달할 것이다.

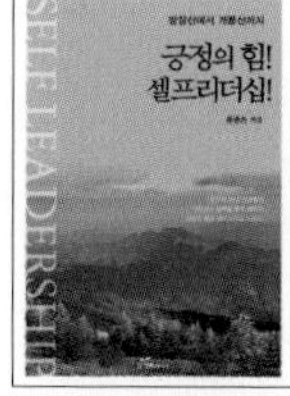

긍정의 힘! 셀프리더십!

류중은 지음 | 값 15,000원

본 도서는 군인으로 복무하며 군 내 기강을 세움과 더불어 후배 군인들을 훌륭한 나라의 일꾼으로 완성시키는 리더십을 발휘한 바 있는 저자의 철학이 들어 있는 책이다. '기초와 기본에 충실하자' '위풍당당 운동 캠페인' 등 저자가 신념을 가지고 진행한 리더십 과정은 신뢰감 있고 내실이 튼튼하다. 이 책 속 리더십은 현역 군인들은 물론 평범한 이들에게도 주도적으로 삶을 가꾸도록 도울 것이다.

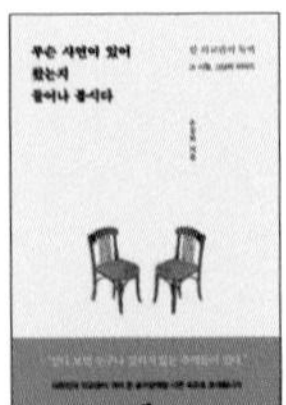

무슨 사연이 있어 왔는지 들어나 봅시다

손상하 지음 | 값 25,000원

전직 외교관이 외교현장에서 직접 겪은 생생한 이야기를 가감 없이 소개하는 흥미진진한 수필집이다. 첩보 영화를 방불케 하는 외교 작전에서부터 우리가 모르는 외교 현장의 뒷이야기, 깊은 인간적 비애가 느껴지는 역사의 한 무대까지 저자의 생각과 여정을 따라가다 보면 마치 현장에 와 있는 것만 같은 실감과 함께 세계 속 대한민국의 위치를 돌아볼 수 있는 사색을 제공할 것이다.

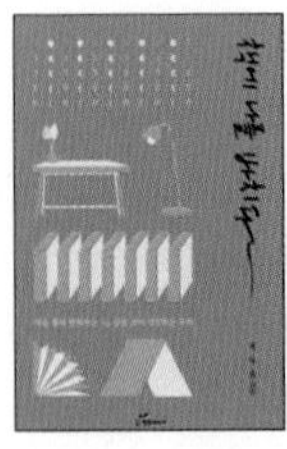

책에 나를 바치다

책·바·침 지음 | 값 16,000원

『책에 나를 바치다』는 책과 사람을 통해 그렇게 꼭꼭 숨겨 놓은 고민을 풀어 놓고, 공감 받고 공감해 주며, 사색과 긍정으로 순화하여 지속적인 성장을 꿈꾸는 사람들의 진솔한 자기고백이자 성장의 일기다. 서로 간에 선한 영향력을 전파하며 발전하는 책 · 바 · 침 · 멤버들의 모습은 극한 경쟁 속에서 지쳐가는 현대 사회의 많은 이들에게 '나도 책을 통해서 변할 수 있다!'는 작지만 큰 희망을 선사해 줄 것이다.

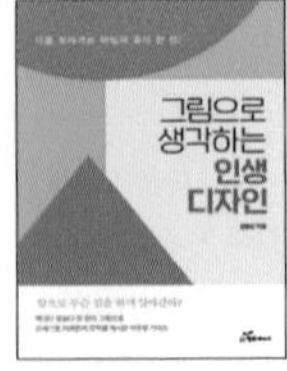

그림으로 생각하는 인생 디자인

김현곤 지음 | 값 13,000원

이 책은 급격한 사회변화 속 어려움에 놓인 모든 세대들에게 현재 국회미래연구원장으로 활동 중인 미래전략 전문가, 김현곤 박사가 제시하는 손바닥 안의 미래 전략 가이드북이다. 같은 분야의 다른 책들과 다르게 간단하고 명쾌한 그림과 짤막한 문장만으로 이루어진 것이 특징이며 독자들은 단순해 보이는 내용을 통해 미래에 대한 불안과 혼란에서 벗어나는 것뿐만 아니라 행복한 미래를 설계하는 통찰을 얻을 수 있을 것이다.

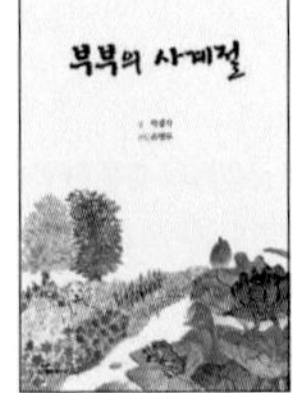

부부의 사계절

박경자 지음 | 값 17,000원

'결혼'에 대하여 생길 수 있는 모든 물음에 대한 솔직하면서도 깊은 사유를 담은 에세이이다. 결혼에 대해 답하는 저자의 글을 읽다 보면 결혼이란 단순히 두 남녀의 결합으로 볼 것이 아니라 한 인간의 완성을 향한 구도의 길을 걷게 하는 통과의례가 아닌가 하는 생각이 들게 될 것이다. 또한 결혼과 삶에 대한 진실한 이해를 바라며 한 줄 한 줄 써 내려간 글 속에서 인생과 사랑의 의미를 이해할 수도 있을 것이다.

'**행복에너지**'의 **해피 대한민국** 프로젝트!

〈모교 책 보내기 운동〉

대한민국의 뿌리, 대한민국의 미래 **청소년·청년**들에게 **책**을 보내주세요.

많은 학교의 도서관이 가난해지고 있습니다. 그만큼 많은 학생들의 마음 또한 가난해지고 있습니다. 학교 도서관에는 색이 바래고 찢어진 책들이 나뒹굽니다. 더럽고 먼지만 앉은 책을 과연 누가 읽고 싶어 할까요? 게임과 스마트폰에 중독된 초·중고생들. 입시의 문턱 앞에서 문제집에만 매달리는 고등학생들. 험난한 취업 준비에 책 읽을 시간조차 없는 대학생들. 아무런 꿈도 없이 정해진 길을 따라서만 가는 젊은이들이 과연 대한민국을 이끌 수 있을까요?

한 권의 책은 한 사람의 인생을 바꾸는 힘을 가지고 있습니다. 한 사람의 인생이 바뀌면 한 나라의 국운이 바뀝니다. **저희 행복에너지에서는 베스트셀러와 각종 기관에서 우수도서로 선정된 도서를 중심으로 〈모교 책 보내기 운동〉을 펼치고 있습니다.** 대한민국의 미래, 젊은이들에게 좋은 책을 보내주십시오. 독자 여러분의 자랑스러운 모교에 보내진 한 권의 책은 더 크게 성장할 대한민국의 발판이 될 것입니다.

도서출판 행복에너지를 성원해주시는 독자 여러분의 많은 관심과 참여 부탁드리겠습니다.

도서출판 **행복에너지** 임직원 일동